了解你，识别你，改变你
——关注轻度认知障碍

陆 媛　主编

U0250941

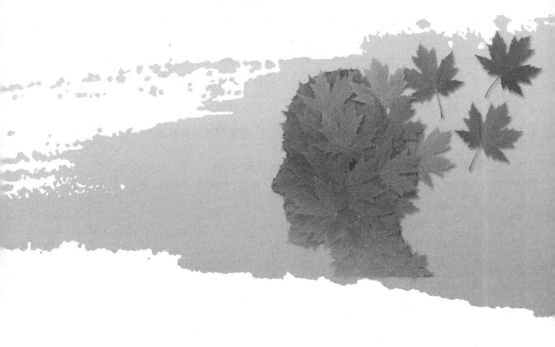

同济大学 出版社
TONGJI UNIVERSITY PRESS
·上海·

图书在版编目（CIP）数据

了解你，识别你，改变你：关注轻度认知障碍 / 陆
媛主编.—上海：同济大学出版社，2023.6
ISBN 978-7-5765-0863-5

Ⅰ.①了… Ⅱ.①陆… Ⅲ.①老年人—认知障碍—诊
疗 Ⅳ.①R749.1

中国国家版本馆CIP数据核字（2023）第120172号

了解你，识别你，改变你——关注轻度认知障碍

陆 媛 主编

责任编辑 朱涧超		**责任校对** 徐逢乔		**封面设计** 陈益平		

出版发行 同济大学出版社 www.tongjipress.com.cn
（地址：上海市四平路 1239 号 邮编：200092 电话：021-65985622）

经　销	全国各地新华书店
排　版	南京文脉图文设计制作有限公司
印　刷	启东市人民印刷有限公司
开　本	710 mm × 960 mm　1/16
印　张	8
字　数	160 000
版　次	2023 年 6 月第 1 版
印　次	2023 年 6 月第 1 次印刷
书　号	ISBN 978-7-5765-0863-5
定　价	36.00 元

序 言

　　认知障碍已经成为老龄化社会不可回避的临床医学、公共卫生和社会学问题。早期识别认知障碍并采取科学有效的干预方法，对于提高中老年阶段的生活质量、减轻家庭及社会负担，无疑具有深刻而广泛的医学和社会学价值。

　　同济大学附属杨浦医院全科医学科陆媛医生，多年来一直在轻度认知障碍领域不懈耕耘，开设了专病门诊，与多位基层全科医生共同开展研究，在提高社会层面和医疗机构对轻度认知障碍的筛查和识别能力，制定系统的干预策略等方面，取得了较好的临床和研究成效。这本科普图书以轻度认知障碍为主题，力图用简单易懂的科普语言讲述深奥的医学含义。所有编写者都具有从事轻度认知障碍的临床经历和研究经验，涉及的内容既严谨又贴近百姓日常生活，语言生动亲切，相信大家在阅读本书之后，能够对轻度认知障碍具有更科学的认识，并能感受到编写者们的医者仁心。

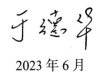

2023 年 6 月

目 录

序言

第一章　了解轻度认知障碍　　　　　　　　　　　　001

　1. 转身就忘是轻度认知障碍吗　　　　　　　　　001

　2. 老糊涂？失智症？傻傻分不清　　　　　　　　004

　3. 轻度认知障碍会变成阿尔茨海默病吗　　　　　007

　4. 为什么人老了就会记忆减退　　　　　　　　　009

　5. 没有家族史就不容易得轻度认知障碍吗　　　　011

　6. 小酌怡情，但也伤脑　　　　　　　　　　　　013

　7. 吸烟如何导致轻度认知障碍　　　　　　　　　015

　8.“胖瘦有度”，伴您“清醒”　　　　　　　　　017

　9.“血压”与“认知”相伴相行　　　　　　　　　021

　10. 血糖“高”或“低”，大脑都受伤　　　　　　025

　11. 睡不好就记不住吗　　　　　　　　　　　　　028

12. 肌肉减少会引起记忆减退吗 030

13. 听力差不容小觑 032

14. 隐藏在"认知"背后的角落——抑郁 034

15. 隐藏在"认知"背后的角落——焦虑 037

第二章　识别轻度认知障碍 **040**

16. 认知障碍——不愿谈及的话题 040

17. 轻度认知障碍只是"爱忘事"吗 043

18. 给自己做个认知障碍筛查吧 046

19. 脑脊液检查可怕吗 048

20. 血液检查也可以预测轻度认知障碍吗 049

21. 眼睛是认知的窗口 051

22. 诊断认知障碍应该做头颅CT还是头颅MRI 054

23. 认知障碍老年人需要预防的常见风险 056

24. 带你认识记忆门诊 061

25. 家人是认知障碍的第一发现人 063

26. 认知功能的"守护人" 065

27. 什么是"认知障碍友好社区" 068

第三章　改变轻度认知障碍 **071**

28. 有治疗轻度认知障碍的特效药吗 071

29. 中医有助于改善轻度认知障碍 074

30. 如何"补脑"才能让我们的大脑好好工作 076

31. 一日三餐怎么吃才"聪明" 080

了解你，识别你，改变你
——关注轻度认知障碍

32. 茶和咖啡，哪个更有益于大脑健康　　　　　083

33. 阿叔阿爸们，太极拳打起来　　　　　　　　085

34. 阿姨妈妈们，广场舞跳起来　　　　　　　　087

35. 肠道"动"起来，认知"好"起来　　　　　090

36. 认知刺激保卫脑健康　　　　　　　　　　　092

37. 跟我一起认识认知康复　　　　　　　　　　096

38. 给"大脑"听听音乐吧　　　　　　　　　　098

39. 打麻将可以延缓轻度认知障碍吗　　　　　　100

40. 面对轻度认知障碍，家属该怎么办　　　　　102

41. 和"老小孩"沟通的小妙招　　　　　　　　106

42. 照顾轻度认知障碍家人也别忘了关心自己　　110

43. 迷途知"返"，掌握防走失技巧　　　　　　113

参考文献　　　　　　　　　　　　　　　　　116

第一章　了解轻度认知障碍

1. 转身就忘是轻度认知障碍吗

文学家纪伯伦说过："不要因为走得太远，而忘了我们为什么出发。"现实生活中，根本不需要走得太远，我们就很容易忘记自己要说什么、要买什么、要干什么。许多人或多或少经历过，正想要说的话，一张嘴，就突然说不出来了；想去冰箱拿牛奶，到了冰箱门口就忘了自己要拿什么；闹钟响起，却不记得是要提醒自己做什么……随着年龄的增长、生活节奏的加快，人们的记忆力越来越差，经常一转身就忘记自己想做什么。转身就忘是记忆力不好的表现，可能与轻度认知障碍有关。

轻度认知障碍是由于各种原因导致老年个体发生认知障碍，其认知障碍严重程度在诊断上尚未达到重度认知障碍（痴呆）标准。现代医学认为，轻度认知障碍是老年痴呆及其他神经系统退行性病变的前驱阶段，是处于大脑认知功能正常的老年性改变与痴呆之间的中间状态。轻度认知障碍进一步发展就会变为痴呆。轻度认知障碍对大脑的影响不严重，当事人可能也没什么感觉。对于这些轻微的改变可以通过写张待办事项的单子或者使用特定的策略来提醒自己。即便被确诊患有轻度认知障碍，大部分人仍然可以进行正常的日常活动，因为大脑只是发生轻微的改变，并不会带来多大的困扰。

"转身就忘"是一种短暂失忆的状态，往往是因为我们的记忆被"干扰"，提取记忆的过程失败，表现为突然不记得要说什么、要找什么、要做什么。那么，究竟有哪些原因会导致我们"转身就忘"？这里总结了5点常见原因。

（1）记不住，是因为我们不想记住

首先，转身就忘，跟我们的注意力有关。当我们沉迷于某件事时，外界环境很难对我们产生干扰。过度集中的注意力会让大脑自动过滤掉那些不重要的信息，以至于即使是刚才见过的人或说过的话，转身就不记得了。听起来仿佛没什么坏处，有利于我们进行高效的学习与工作，甚至可以因此创造出更多奇迹。但如果长期沉浸在专注状态，经常忘记一些重要的事件，如错过会议，错过和家人、朋友的约会，可能会打破生活平衡，忽视了身边人的感受。

（2）转身就忘，是因为思维被打断

一般来说，当我们在经历一件事情的时候，大脑通常会将这件事情的整体逻辑捋清楚，然后向身体发布命令去执行，先做什么，再做什么，安排得井井有条。如果在这个过程刚开始或者进行到一半的时候，突然被打断了，原本这件事就很容易被遗忘，大脑很难记住没有逻辑的事情。举个最真实的例子，"看完微信忘了回，再回已是陌生人"。

了解你，识别你，改变你
——关注轻度认知障碍

（3）心不在焉，也容易转身就忘

心不在焉，或者事情太多时，我们的大脑会主动将事情划分为轻重缓急，记住那些重要的事情，而遗忘那些相对不重要的事情。比如今天有重要的约会，大脑会告诉你，这事儿一定不能忘，忘了下次约就是半年以后了，而且大脑还会时不时不自主地提醒你。至于出门倒垃圾、下班后取快递等这些小事，潜意识会告诉你，这些事做不做都没事，垃圾可以迟点儿再倒，快递也可以明天再取……

（4）过分依赖别人或者电子设备

大家可能都有过这样的经历，让家人或者同事提醒自己做某件事，或把要做的事情写在备忘录或者电子设备里，这样可以减轻记忆压力，但也可能形成记忆依赖，长此以往，可能会养成不去记事的习惯，大脑失去了检索信息的锻炼机会，记性可能也会越来越差。

（5）有可能是大脑功能减退了

大多数"转身就忘"可由以上原因解释，但有20%的健忘可能由大脑功能减退引起，包括正常衰老和轻度认知障碍。老年人若出现记忆力减退，不可麻痹大意，家属也不能轻率地认为老年人只是"老糊涂"，应及时到医院就诊，以免贻误病情。

对于有患轻度认知障碍风险的老年人，建议当发现记忆力减退时及时到医院进行评估检测。一旦确诊为轻度认知障碍，也不必过度紧张，轻度认知障碍是个不稳定的中间状态，对它进行早期积极干预治疗，可以改善或延缓认知功能减退，预防其发展为痴呆。

（霍永彦）

2. 老糊涂？失智症？傻傻分不清

当身边的老年人出现丢三落四、张冠李戴、外出忘锁门、付钱后忘拿东西、记不起人名等情况时，他们总会自嘲自己是"老糊涂"，得了老年痴呆。那么，如何判断自己是否得了老年痴呆呢？

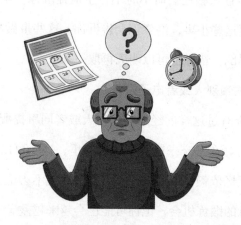

失智症（dementia）又称认知症，俗称"老年痴呆"，是随着某些疾病或生理状况出现异常，所产生的一组综合征。失智症主要呈慢性、进行性，以记忆力、判断力、计算力、注意力、语言功能等认知功能出现障碍为主要症状，同时可能出现情感、行为障碍，伴有人格改变与行为异常，这些症状的严重程度会影响一个人日常的生活能力。老年痴呆大多发生于 60 岁以上老年人。

失智症根据病因主要分为退化性失智症（常由脑变性疾病引起）、血管性失智症和混合性失智症三大类型。此外，还有其他极少见的类型，比如帕金森病、脑瘤、抑郁症等引起的失智症。失智症最常见的类型是退化性失智症，其中阿尔茨海默病（Alzheimer's disease，AD）占所有失智症的 60% 以上。

根据国际失智症诊断标准，失智症老年人的诊断需要满足三个条件。

条件一： 存在认知障碍或精神行为异常，应至少具备以下5项中的2项条件：

（1）记忆及学习能力严重受损。比如：经常重复问一个问题或重复说一件事，放下电话就忘记电话的内容。

（2）推理、判断及处理复杂任务等执行功能受损。比如：数字计算能力下降、无法理解日常电器的使用说明，像电视遥控器、电扇开关等都不会使用了。

（3）视空间能力受损。比如：经常迷路，找不到回家的路。

（4）语言功能受损（听、说、读、写）。比如：与他人的谈话容易发生停顿，不知道怎样继续下去；或难以找到合适的用词，或说错词。

（5）人格、行为或举止改变。比如：变得敏感、多疑、固执、抑郁等，容易心烦意乱。如《都挺好》中苏大强就经常这样。

条件二： 老年人存在社会功能或日常生活能力受损。比如：不愿主动参与集体活动或社交活动。

条件三： 排除意识障碍、谵妄或其他精神疾病等。

随着年龄的增长，老年人记忆下降是非常常见的现象。在"老糊涂"中，确实有一部分老年人是失智症患者。非病理性的"老糊涂"和失智症有着本质区别。表1对正常衰老和失智症表现进行了较为清晰的区分。

表 1　正常衰老和失智症表现对比

表　现	正常衰老	失智症
偶尔忘记东西放在哪里	√	√
偶尔走神、精神不集中	√	√
过去熟悉的问题或技能，现在却无法掌握		√
表达困难：无法完整说清楚自己的意图，语句无法结尾		√
不理解指令：不懂如何操作，不懂对方说什么		√
一再重复问题，重复说一件事		√
无法与人交流		√
做出怪异行为		√
平衡系统出问题，经常性跌倒、颤动		√
穿衣与日常生活需要别人帮忙		√
走失、迷路		√

因此，当自己或者家人出现了"老糊涂"表现时，既不要过于紧张，认为一定是得了老年痴呆，也不要满不在乎，任其发展，最终失去早期诊治的机会。建议大家根据本节介绍的内容"对号入座"，及时就诊，并采取针对性的治疗措施。

（霍永彦）

了解你，识别你，改变你
——关注轻度认知障碍

3. 轻度认知障碍会变成阿尔茨海默病吗

认知障碍分为轻度认知障碍和重度认知障碍，重度认知障碍就是俗称的"痴呆"，阿尔茨海默病是认知障碍的主要类型。

轻度认知障碍可能有以下几种结局：

（1）发展为阿尔茨海默病；

（2）进展为其他类型的痴呆；

（3）逆转为正常认知状态；

（4）病情控制平稳，既不好转，也不恶化。

什么是阿尔茨海默病?

阿尔茨海默病（AD）是一种起病隐匿的以渐进性认知功能减退、精神及行为异常改变为主要特征的神经系统退行性疾病，临床表现包括记忆障碍、失语、失用、失认、视空间功能损害、执行功能障碍，以及人格和行为改变等。由于大脑中的斑块和缠结这两种不正常的结构是损伤和杀死神经细胞的"头号嫌犯"，它们会导致记忆力不断下降，出现找不到回家的路、忘记吃药、忘记关闭水电燃气等情况，常伴有脾气暴躁、爱抱怨、攻击人等各种精神与行为症状，少数患者在遭遇身体疾病、骨折或精神受到刺激后症状加重。

尽管不是所有的轻度认知障碍患者都会并发阿尔茨海默病，但几乎全部的阿尔茨海默病都是从轻度认知障碍开始的。随着轻度认知障碍病情不断进展，患者的日常生活能力会逐步下降，出现各种精神和躯体的退化，痴呆症状呈阶梯式加重，最终发展为生活完全不能自理，给社会、家庭和照料者带来沉重的经济负担与精神负担。

研究表明，阿尔茨海默病与轻度认知障碍在疾病发生原因及机制上有很多相似相通之处。β淀粉样蛋白沉积、Tau蛋白异常磷酸化、睡眠障碍，以及甲状腺激素水平异常等都与阿尔茨海默病及轻度认知障碍的发生相关。同时，大数据研究发现：社区因素、受教育水平、不同的饮食结构、婚姻的幸福与否及是否参加体育锻炼，对于轻度认知障碍向阿尔茨海默病的发展转归有重要影响。

目前，阿尔茨海默病受到多种因素影响。约5%的患者有明确的家族史；年龄因素是阿尔茨海默病最危险的因素，一般男性大于65岁，女性大于55岁开始发生，患病率随着年龄的增长而升高；既往有头部创伤，慢性疾病如高血压、糖尿病等，不良的生活习惯如抽烟、酗酒等，都是阿尔茨海默病的高危险因素。一旦自己或家中老年人的记忆力明显下降，生活自理能力或性格脾气变差，应当重视起来，及时就诊，对疾病进行诊断、干预和治疗。尽早开启认知训练，对认知相关疾病进行早期干预对于改善轻度认知障碍的预后及延缓阿尔茨海默病的进展至关重要。

（霍永彦）

4. 为什么人老了就会记忆减退

记忆是整个智力活动过程中的一个重要环节，老年人的脑组织衰老、神经功能减退是正常的生理现象，单纯的记忆力减退并不等于智力活动出现"问题"。与衰老相关的认知功能减退已成为老年人健康的最大威胁之一。衰老是生命过程中的必经阶段，是一种自然规律。随着衰老的进展，人体的所有器官功能均开始逐渐减退，其中，中枢神经系统是受衰老影响最大的系统之一。在衰老过程中，学习记忆功能减退是中枢神经系统受影响的一个突出表现。比如身边的老年人接受新事物的速度越来越慢，尽管很多老年人已经学会了智能手机的基础和常用功能，学会了使用微信和淘宝，但很多手机的高级功能他们掌握起来很困难。而且他们记住一个事物的能力也开始减退，学习一个简单的手机软件可能需要年轻人反反复复地教很多遍。

科学研究表明，单胺类神经递质参与了人体的学习记忆调控。单胺类神经递质中有"三兄弟"，分别是去甲肾上腺素（NE）、多巴胺（DA）和 5- 羟色胺（5-HT），这"三兄弟"对记忆的调节发挥着重要作用。然而，伴随着衰老，"三兄弟"也开始发生复杂的变化。比如，在大脑不同区域的"三兄弟"含量和比例发生了变化，或是"三兄弟"的工作机制发生了变化，最终导致了学习记忆能力的减退。因此，适当地提高衰老的大脑区域"三兄弟"的水平，也许可以改善认知功能。

伴随着人体的衰老，许多慢性病也开始找上老年人，老年人一般有不同程度的脑动脉硬化、血管腔变窄的情况，高血压、糖尿病、冠心病等疾病也是老年人身上的"常客"。这些疾病随着病程的延长，对人体的危害也在加大。同时，如果把脑细胞比作庄稼，那大脑就是土壤，脑动脉中的血液就是灌溉水源，氧气就是养分，如果土地干涸萎缩了，养分不足了，庄稼自然长不好，对于大脑来说，就是记忆力减退。

当人们步入老年以后，纷纷离开了工作岗位，开始了退休生活，"用脑"的机会开始大幅度减少，记忆也随之减退。子女也组建了自己的家庭，老年伴侣开始独自生活，甚至有的老年人因为伴侣的离世而开始"独居"。对于这类老年人而言，他们的内心往往非常寂寞，与外界交流的机会也开始变少，"动脑"的机会也开始变少，再加上老年人听力开始下降，与他人谈话聊天等社交活动的困难也加大，进一步加速了记忆等认知功能的减退。此外，运动锻炼也是维持和锻炼认知功能的途径，老年人身体的代谢速度开始减慢，身体锻炼的强度开始降低，锻炼频率开始减少，持续时间开始变短，这些变化也会让其认知功能渐渐减退，逐渐开始出现健忘。

对于每个人来说，衰老是必经过程，记忆减退是大脑和身体其他系统器官功能减退的必然结果和正常过程。因此，对于年老健忘我们应该坦然面对，加强慢性病防治，多和外界保持接触，勤用大脑，达到在老年阶段身体和大脑的整体健康。

（黄武全）

5. 没有家族史就不容易得轻度认知障碍吗

目前的医学研究表明，轻度认知障碍也有遗传倾向，有家族遗传史（父母、兄弟姐妹患有此病）的人患认知障碍的风险相对较高。基因是遗传物质，目前没有办法改变，这听上去多少有些令人失望。但实际上，家族遗传史也只是一个危险因素，轻度认知障碍并不是一种遗传病，因此，有家族遗传史并不代表一定得病。

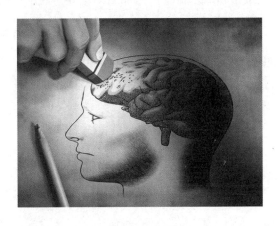

换一个角度来说，没有家族遗传史的人也有患轻度认知障碍的风险。例如从"年龄"这个角度来看，认知功能减退一般出现在老年期，并随着年龄的增长，出现概率逐渐增加，所以轻度认知障碍最常见于老年人。但目前也有年轻化的表现，尤其是有家族遗传史的人可能在 40 多岁就表现出认知障碍的症状。也有一些报道显示，即使没有家族遗传史，也有尚未进入老年就出现轻度认知障碍的案例。因此，认知功能减退可能离年轻人并不遥远，年轻人也不能掉以轻心，对认知功能减退的防治永不言早。

轻度认知障碍的危险因素分为不可控性因素和可控性因素。其中，不可控性因素主要有高龄、女性、家族遗传史、听力下降、头部创伤、重大不良生活事件、受教育程度低、经济条件差、社会地位低等；可控性因素包括吸烟、酗酒及缺乏运动等不良生活方式，心脑血管病、糖尿病等慢性疾病，抑郁症等。在轻度认知障碍的危险因素当中，要更关注那些可防可控的危险因素，积极改善不良生活方式，例如可以戒烟、限酒，多补充优质蛋白和瓜果蔬菜，增加运动量等，控制基础疾病，管理好自己的血压、血糖、血脂等指标，保持积极的生活态度和健康的心理状态，使得轻度认知障碍发生的风险降至最低。

（杨　蓉）

了解你，识别你，改变你
——关注轻度认知障碍

6. 小酌怡情，但也伤脑

中国的酒文化历史可以说是"源远流长"，这可能和它强大的社交属性有关。"无酒不成席"被很多人认为是一种礼仪，几杯酒下肚之后，人们兴致高昂，相互间的距离被迅速拉近。酒精对于健康的危害也是众所周知，但是很多人心中仍然觉得"小酌怡情，大醉才伤身"。科学研究表明：小酌固然怡情，但是也伤身、更伤脑！我们的认知功能，也许在推杯换盏之间，就逐渐开始"流逝"。

酒精危害健康要归功于一个"元凶"——乙醛！酒精的主要成分是乙醇，当我们饮酒以后，乙醇经过人体代谢加工生成了乙醛，而乙醛被世界卫生组织（WHO）认定为Ⅰ类致癌物质。饮酒伤肝，大量饮酒还可能让肝脏中的肝细胞坏死，长期饮酒也可能形成脂肪肝，时间长了还会进展为肝硬化甚至肝癌。饮酒伤胃，酒精会损伤胃部的保护屏障——胃黏膜，从而导致胃出血，严重者危及生命。饮酒伤胰，酒精会通过很多途径诱发急性胰腺炎。饮酒伤心，酒精会导致酒精性心肌病和高血压，也会使动脉硬化，导致冠心病、脑卒中等。认知功能是大脑的高级功能，酒精可能通过上述途径影响认知功能，但是最重要的是，饮酒能够直接伤脑。

酒精导致脑萎缩

酒精会引起脑萎缩，主要是影响与记忆息息相关的额叶和海马体。饮酒会使记忆力、学习能力、决策能力等受到影响，从而导致认知功能减退。

酒精杀伤脑细胞

在人体中，有的细胞再生能力很强，比如皮肤中包含的细胞，当人体受伤以后，皮肤可以很快愈合；有的细胞再生能力很弱甚至没有，比如脑细胞死亡以后无法再生。而酒精是细胞的一大"杀手"。人体的细胞都有细胞膜，它就像保护细胞的城墙，而酒精就像一门大炮，专门对付城墙。酒精在杀伤脑细胞的同时，还会让大脑中的血流量减少，导致大脑的所有功能开始衰退，而且长期饮酒的人脑细胞"被杀"的速度会越来越快，脑萎缩也就越来越快。

酒精抑制脑活动

酒精能够影响脑活动中的"快递员"——神经递质的水平，从而抑制大脑活动。当大脑活动被抑制以后，就会出现一系列情况：看到的物体有重影，说话开始大舌头，拿不稳东西，痛觉降低，味觉和嗅觉变得迟钝，甚至开始口不择言，最后"断片"，对当时发生的事情一片空白。

尽管民间一直流传着少量饮酒能够让大脑更灵活，睡前一小杯红酒能够助眠养颜等的说法。但从科学角度而言：哪怕少量饮酒也是危害健康的，伤身又伤脑。与其"小酌怡情"，不如"以茶代酒"，在避免酒精给健康带来危害的同时，也能不失礼节。

（翟佳燊）

7. 吸烟如何导致轻度认知障碍

轻度认知障碍的危险因素很多，但是可控因素却十分有限。因此，我们要抓住其中可控因素，积极进行干预，进一步减少轻度认知障碍的发生。吸烟便是可控因素之一。认知障碍的风险会随着吸烟时间和强度的增加而增加，也就是说，吸烟持续的时间越长，吸烟的数量越多，越容易出现认知障碍。戒烟可以延缓轻度认知障碍向痴呆进展，而吸烟持续时间长比吸更多的烟更有害。那么，吸烟究竟是如何导致轻度认知障碍的呢？

首先，吸烟与心脑血管病、糖尿病等疾病息息相关。其原因是吸烟可使动脉粥样硬化加重，引起脑循环障碍，导致或加重认知损伤。因此，吸烟可能导致高血压、冠心病等疾病，加重脑细胞损伤。这也就是为什么各种慢性病患者，总是听到医生劝其戒烟。因此，随着年龄的增长，更加要积极戒烟。

其次，烟草中的有害物质很多，其中就有耳熟能详的尼古丁。尼古丁主要作用在大脑的神经中枢，给人体提供一种欣快的感受，但是如果长期被尼古丁刺激，人体会慢慢产生失眠、焦虑、健忘等症状。另外一种有害物质一氧化碳，进入人体会造成机体缺氧的状态，特别是对心脑血管系统的危害较大，可能会诱发脑梗死、心肌梗死。故烟草中有害物质对神经系统有直接损伤作用，会导致脑细胞功能衰退，甚至凋亡，进而影响认知功能。

最后，吸烟可通过影响睡眠进一步影响认知。长期吸烟会通过影响氧化应激的过程，增加产物如 2- 氟丙烷，该物质在减少睡眠时间方

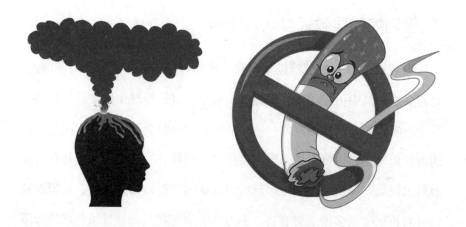

面起到很大的作用。而缩短睡眠时间不利于脑代谢产物的清除，势必造成脑内"垃圾"在大脑内沉积，进而影响认知功能。吸烟对大脑的危害还包括加速脑细胞凋亡，引起神经组织的损伤。

吸烟会影响到我们的认知，哪怕是二手烟也会影响。因此，要积极戒烟，远离烟草，更好地保护身体！

（刘亚林）

了解你，识别你，改变你
——关注轻度认知障碍

8. "胖瘦有度"，伴您"清醒"

世人皆知，唐朝是一个"以胖为美"的朝代，然而，21 世纪人人却"避胖不及"，不仅用运动、节食等方法减肥，更有甚者通过药物和手术来降低自己的体重。一方面，是因为时代审美趋势的变化；另一方面，则是肥胖已成为公认的会引起诸多疾病的健康问题。在老年人群中，也有人会把"减肥"挂在嘴边，民间还流传着一句俗语："千金难买老来瘦"，大家总认为离肥胖远一点就是离健康近一点。殊不知"老来瘦"也和许多疾病有关，其中就包括轻度认知障碍。

"健康不是老来瘦"。随着生活水平的提高，人们意识到了肥胖的危害，肥胖的确会导致许多疾病，高血压、糖尿病、冠心病、脑卒中、脂肪肝等许多耳熟能详的疾病都与之相关，当然与认知功能减退也有关联。但是，与之相对的是，消瘦同样未必会对健康产生有益的影响。首先，体型的胖瘦能够在一定程度上反映一个人的营养状况，肥胖的人往往营养过剩，而瘦弱的人可能存在营养不良的情况。营养不良可能导致

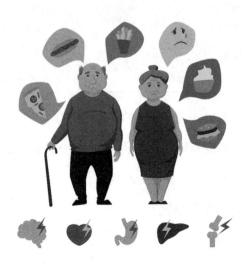

老年人抵抗力和免疫系统功能降低，不但平时感冒、咳嗽会经常找上门，对于癌细胞的防御力也会降低。对于瘦弱的老年人来说，他们更容易得"肌肉减少症"，骨骼肌肉也更容易受伤，运动面临摔倒、跌倒的风险也更大。此外，这些老年人还更容易患轻度认知障碍。

那么，对于老年人来说，胖也不是瘦也不是，到底怎么才能"胖瘦有度"地安享晚年生活，保持"头脑清醒"呢？下面，我们向大家介绍 3 个与人体"胖瘦"有关的指标。

身体质量指数：简单反映胖瘦情况

身体质量指数简称"体质指数"，又称 BMI 指数，是国际上通用的衡量人体胖瘦程度的指标。这个指标的计算方法也很简单，计算公式为：BMI= 体重 ÷ 身高 ^{2}。需要注意的是，体重的单位是千克，身高的单位是米，可千万不要搞错！从表 2 中可以看到，BMI 一共分为四个等级。

表 2　BMI 标准范围

分　类	BMI 范围
偏瘦	≤ 18.4
正常	18.5～23.9
超重	24.0～27.9
肥胖	≥28.0

你目前的体重属于哪个范围区间呢？如果你的 BMI 正好落在18.5～23.9 区间，那也不要沾沾自喜，因为 BMI 只能反映全身性的肥胖程度，而无法反映人体的脂肪分布情况。

体脂率：精准反应脂肪情况

体脂率又称体脂百分数（BFR），它能够反映人体内部脂肪和肌肉

了解你，识别你，改变你
——关注轻度认知障碍

成分的含量。从表3中可以看到，BFR的计算公式有点复杂，男女略有不同，一般来说，男性BFR在15%～25%，女性BFR在20%～30%是较为健康的水平。

表3　BFR计算公式

男　性	女　性
$a=$ 腰围（cm）× 0.74	
$b=$ 体重（kg）× 0.082+44.74	$b=$ 体重（kg）× 0.082+34.89
体脂肪重量（kg）$=a-b$	
BFR=（$a-b$）÷ 体重（kg）× 100%	

腰臀比：快捷反映体型情况

尽管上面所说的BFR能够精确反映人体脂肪含量，但它的测量需要特殊设备，在日常生活中使用还是存在一定的局限性。接下来，再给大家介绍一个简单、便捷，只需要一条皮尺就能够很好地反映身体脂肪分布情况的指标——腰臀比（WHR）。顾名思义，腰臀比就是腰围与上臀围的比值，主要反映臀部和腰部脂肪的分布情况。在医学上，如果腰腹部脂肪堆积，则称为"向心型肥胖"，因为形状像一颗大苹果，所以

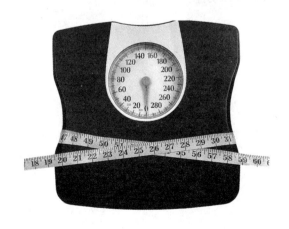

又称为"苹果形肥胖";如果臀部和腿部脂肪堆积,则称为"外周型肥胖",因为形状像一只大梨,所以又称为"梨形肥胖"。两者相比较而言,"苹果形肥胖"带来的危害更大,更容易得"三高症",认知功能减退也与"苹果形肥胖"有关。说到这里,相信你把家里压箱底的皮尺找到了,亚洲男性的腰臀比一般在 0.85~0.9,亚洲女性一般为 0.67~0.8,你达标了吗?

表 4 腹型肥胖标准

男 性	女 性
WHR>0.9,或腰围 >90 cm	WHR>0.8,或腰围 >85 cm

通过上面 3 种与人体"胖瘦"有关指标的介绍,相信你对自己和家人的体重控制管理有了大致的计划。体质指数和腰臀比是两个非常简单、便捷的指标,只需要家中备有体重秤、皮带尺、身高尺这类工具就能够测量。如果有条件,也可以到医院、健身房等机构测量体脂率,这样可以更清楚地了解身体的脂肪含量。当然,对于想要保持自己和家人晚年"头脑清醒"来说,更重要的还是下定决心行动起来,控制体重,保护自己和家人的认知功能!

(翟佳燚)

了解你,识别你,改变你
——关注轻度认知障碍

9. "血压"与"认知"相伴相行

血压是血液循环流动的动力,用来保证身体各组织、器官有足够的血流供应,以维持人体的新陈代谢。大脑血流受血压的影响较其他器官更加明显,如果血压出现异常,对大脑认知功能的影响非常大!

血压异常无外乎两种情况:血压高或者血压低,那它们是如何区分的呢?让我们先来了解一下血压水平分类标准吧!(表5)

表5　血压水平分类

分　类	收缩压(mmHg)		舒张压(mmHg)
正常血压	<120	和	<80
正常高值	120~139	和(或)	80~89
高血压	≥140	和(或)	≥90
单纯收缩期高血压	≥140	和	<90
低血压	<90	和	<60

当心!血压"飙"得太高,认知"掉"下来!

高血压已然成为当今社会主要慢性病之一,目前我国高血压的患病人数已达2.45亿。高血压是引起认知障碍的重要血管性危险因素,也是认知功能损害的预警信号之一,会增加轻度认知障碍向痴呆转化的风险。较高的血压机械力作用于血管内皮,可损伤脑血管内皮细胞的结构,导致血管内皮损伤及功能紊乱,从而引起脑血管通透性增大、血管内脂质沉积,促进动脉粥样硬化的发生发展,增加动脉硬化和血栓形成的风险。高血压还可导致大脑能量代谢、蛋白质合成代谢异常,神经元损伤,与认知功能关系最为密切的海马体结构发生萎缩，加速脑白质变性，增加认知障碍的风险。

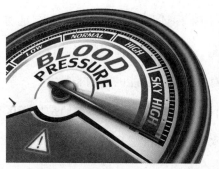 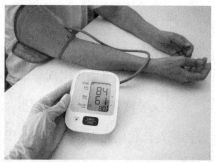

注意！血压"降"得太低，认知"滑"下来！

俗话说"欲速则不达"。如果盲目地降低血压，也会影响认知功能。此外，年龄的增长、生理及体内激素水平的改变等，影响了躯体应对体位改变的能力，使得直立性低血压的发病率升高。直立性低血压是指由仰卧位起立后 1～3 分钟内收缩压下降值≥20 mmHg 或舒张压下降值≥10 mmHg，可同时伴有眩晕、黑矇、眼花、心慌、面色苍白、晕倒、晕厥或心绞痛等心脑血管缺血症状。它作为老年人常见症状之一，也严重危害着老年人的大脑健康。大脑是高度活跃而自身又无能量储备的器官，长期低血压会使脑血流量、血流速度处于较低状态。这种长期低灌注可使脑细胞活性、代谢率下降，使脑功能降低，可使与认知相关的脑区及对缺血缺氧较敏感的脑组织长期处于低灌注状态，神经元发生迟发性损伤、坏死，引起脑组织的缺血缺氧，从而导致广泛的认知功能逐渐减退。

小心！血压"平稳"着陆，认知才安全

如何更好地全面控制血压，我们需要进一步了解与认知障碍密切

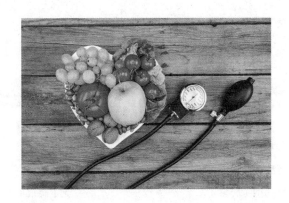

相关的"三大护法":脉压差、血压变异性及血压的昼夜节律!它们能够准确地反映血压状况,也能够提示靶器官的损害情况及预后。

脉压差指收缩压和舒张压之间的差值,正常范围是 30～40 mmHg。

血压变异性(BPV)是指血压在一定时间内波动的幅度和频率,依据血压监测的时长分为四种类型(表6)。临床上所说的 24 小时动态血压监测就属于短期血压变异性。

表 6　BPV 的类型

BPV 分类	监测时长
超短期	每次心搏之间
短期	持续 24 小时
中期	连续数日或数周
长期	数月、季节以及长期随访

血压在生理状态下是波动的。血压的波动不是随意的,而是遵循一定规律,即白天和夜间大都呈现"两峰一谷"的曲线节律变化,在上午 6 点至 8 点之间血压出现第一高峰,下午 4 点至 6 点之间血压出现第二高峰,凌晨 2 点至 3 点血压降至最低点,形成一个形如"长柄"的汤

杓，故而得名"杓型"血压，昼夜节律的改变分类如表7。

表7　昼夜节律的改变分类

分　类	夜间血压下降的率
杓型（正常）	10%～20%
非杓型（异常）	＜10%
超杓型（异常）	＞20%
反杓型（异常）	无下降反而升高

"三大护法"可以用于评估机体的血压调节功能。脉压差及血压变异性越大、昼夜节律出现异常，提示血管壁弹性下降，脑部血管中血流量减少，脑组织供血不足、缺氧坏死，随之出现认知障碍。

血压引起的认知障碍，因早期损害程度轻，在多数人的日常生活中尚未明显暴露，临床表现呈持续性、渐变性改变，故不易引起患者及医生的重视，即使偶有症状也常被误诊为年龄相关性认知障碍，即自然老化，但随着病程的延长会出现一系列认知功能改变。早期控制血压，优化血压治疗方案，可预防或延缓老年认知障碍的发生发展。

既然血压无时无刻不在影响着大脑的认知功能，那么别再犹豫，快行动起来，测一测自己的血压值，让我们一起关注血压，关注大脑健康吧！

（马　佳）

10. 血糖"高"或"低"，大脑都受伤

由于大脑本身不能合成葡萄糖，与此同时大脑也只能储备非常少量的葡萄糖，故血液中的葡萄糖成为大脑赖以生存的"能量源泉"，血液中大约 1/4 的葡萄糖为大脑所用。血液循环系统不间断地为大脑输送能量，保证血糖的正常供给，才能保持大脑的正常运转。然而，血糖的"高"或"低"都会对大脑神经结构、神经递质、神经电生理、血液循环等方面产生广泛的不良影响，让大脑"很是受伤"！

血糖异常是大脑认知障碍的危险因素之一。血糖为什么与认知功能受损有着如此密切的联系？有研究发现，人类大脑中某些区域对血糖的浓度变化特别敏感。尤其是大脑左右半球各一个的海马体（因形状而得名），在人的记忆和认知等方面起着关键作用。因此，海马体受损后导致的认知障碍，往往很难逆转。

那么何为血糖"高"，何为血糖"低"呢？首先，让我们了解一下正常的血糖状态分类！（表 8）

表 8　血糖状态分类

血糖状态分类	静脉血浆葡萄糖水平（mmol/L）	
	空腹	口服葡萄糖耐量试验（2 小时）
正常血糖	< 6.1	< 7.8
空腹血糖受损（糖调节受损）	6.1～< 7.0	< 7.8
糖耐量异常（糖调节受损）	< 7.0	7.8～< 11.1
糖尿病	≥7.0	≥11.1
低血糖	< 3.9	< 3.9

注：空腹血糖受损与糖耐量异常又称为糖尿病前期。

血糖情绪"高涨"，大脑认知"飘飘然"

血糖太高，致使人体各个组织，如眼、肾、心、血管、神经出现慢性损伤、功能障碍。糖尿病脑病就是一种与血糖相关的中枢神经系统并发症，主要表现为认知障碍、决策障碍及情绪障碍等。随着血糖升高严重程度的加深和持续时间的延长，认知功能便加速度地"飘"走了。

血糖的升高增加了血液黏稠度的同时，损害了大脑血管的内皮细胞功能，造成微血管和大血管病变。对于微血管来说，破坏了血脑屏障的完整性，影响了脑组织正常营养物质的交换转运；对于大血管来说，引起动脉粥样硬化、血栓形成，使脑血流量减少，脑组织慢性缺血、缺氧。血糖的升高还会导致细胞代谢异常、炎症反应、氧化应激、神经递质异常等，造成神经细胞损伤、坏死和凋亡，对中枢神经系统产生毒性作用，降低神经传导速度。

血糖情绪"低落"，大脑认知"昏昏然"

不同组织对低血糖的敏感性不同，脑组织的受损一般是发育最晚、功能最高的部位首先受累。低血糖早期，脑组织会出现充血、多发性出血性瘀斑；而后脑组织将出现水肿和点状坏死。持续低血糖引发兴奋性毒素的释放，导致海马体等脑组织神经及细胞的损伤、坏死和凋亡，影响到大脑的认知功能。

血糖低时会出现头晕、心悸、肌肉颤抖、多汗、乏力等症状，随着低血糖发作次数的增加及发作时间的延长，大脑便慢慢地"昏"睡起来，严重时出现意识改变，直至昏迷。

了解你，识别你，改变你
——关注轻度认知障碍

血糖情绪"跌宕起伏"，大脑认知"飘忽不定"

血糖异常波动幅度越大，对认知功能的损害程度越严重。血糖波动分为短期血糖波动和长期血糖波动。短期血糖波动又可分为日内血糖波动（一日内未经合理控制的高血糖和治疗不当所致的低血糖）、日间血糖波动（多日的血糖水平的变化）、餐后血糖波动等。长期血糖波动主要指较长时间内多次随访测得空腹血糖（FPG）、糖化血红蛋白（HbA1c）等的变异度，血糖变异度（GV）是衡量血糖波动程度的指标，能较为全面地反映血糖控制效果。动态血糖监测能有效评价血糖波动情况，监测指标包括空腹血糖平均值、高血糖时间比、低血糖时间比、血糖波动系数、平均餐后血糖波动幅度、日内平均血糖波动幅度、血糖水平标准差及日间血糖波动幅度等。

严重的血糖波动及控制不稳定，会通过氧化应激和脑血管病变、炎症损伤等作用对海马体和大脑皮质的功能产生影响，进而出现一系列的认知障碍。

所以，稳定的血糖水平对大脑的认知功能至关重要！不断提高自我血糖管理和自我血糖监测的意识，在实现空腹血糖、糖化血红蛋白达标的同时，控制血糖波动，实现血糖的精细化管理，降低血糖异常对认知功能的伤害。让你的血糖不再那么"情绪化"，让你的大脑从此更加"稳健"！

（马　佳）

11. 睡不好就记不住吗

不知你是否听过"睡觉有助于提高记忆力"的说法？我们每天都会经历很多事，能记住的只有部分内容。当睡觉时，我们的大脑正忙于处理一天中获得的所有信息，甚至可以说，睡眠期间的长期记忆巩固比清醒时更重要。

你有没有发现这种现象：

人在入睡前，如果思考一些内容，那么在入睡后，大脑会不断重复这个思考的过程。有时你睡前想的东西会进入你的梦境。

这个现象说明：

（1）睡觉时大脑仍在工作。它会对白天输入的信息进行整理和加工，在知识之间建立联系。

（2）睡觉时大脑不用把能量供给身体，从而可以集中能量去整理白天输入的信息，从而更好地帮助我们巩固知识。

失眠使人精力不足、精神萎靡、注意力不集中、情绪低沉。长期失眠使人感受能力降低，记忆力减退，思维的灵活性降低。失眠对人的心理影响程度取决于失眠患者的心理状态和对失眠的认识态度。长期失眠会使神经中枢的正常功能发生紊乱，造成神经衰弱而引起健忘。

那么，什么情况才属于失眠，失眠表现有哪些呢？

（1）入睡困难：辗转难眠，入睡时间比以往推后1～3个小时，表现为本来很困，很想睡觉，可躺在床上就是睡不着，翻来覆去地想一些乱七八糟的事，心静不下来，睡眠时间明显减少。

（2）睡眠浅、多梦易惊醒：患者自感睡觉不踏实，一夜都是似睡非睡，醒后再入睡更难，只好睁眼到天亮。失眠患者都知道，睡不着觉是最痛苦的。

（3）早醒：早于平常的苏醒时间醒来，且不能再次入睡。早醒后脑子里胡思乱想，每天反复如此，造成精疲力竭的情况出现。

需要强调的是，虽然睡眠对学习记忆有着重要的影响，但是过量的睡眠与失眠一样，会给记忆带来负面影响，并使人萎靡不振。因此，对于睡眠，应注意做到以下几点：

（1）养成良好的睡眠习惯，每天按时就寝，按时起床。

（2）创造良好的睡眠环境，确保空气流通，温度适当，环境安静舒适。

（3）注意睡前的饮食，不能吃得过饱，不能喝得过多，注意睡前口腔卫生。

（4）保持良好的睡眠心情，不郁闷，不烦躁，不烦恼，不激进。

（5）在睡觉前不进行紧张的脑力劳动，不进行激烈的争执，不看刺激的电视、电影、小说，不做剧烈的体育运动。

（6）保持正确的睡姿，不要趴着睡，注意脚的保暖。

所以，人在身体不适或生病时，一定要好好休息，养精蓄锐，而不是勉强自己学习和工作，这样不仅效率低下，还会对大脑造成一定伤害。

（黄武全　张婷婷）

12. 肌肉减少会引起记忆减退吗

顾名思义，肌少症是一种与增龄相关的肌肉含量减少、肌肉力量下降和／或躯体功能减退的老年综合征。肌少症引起机体功能障碍，增加老年人跌倒、失能和死亡风险。同时肌少症和轻度认知障碍互为因果，即肌少症会引起认知障碍，认知障碍又会引起肌少症。

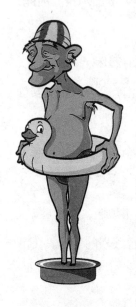

那么怎样判断自己或家人是否有肌少症呢？亚洲肌少症工作组为大家提供了初步筛查的方法，只需一根软尺就行：使用非弹性带测量双侧小腿的最大周径。肌少症男性的小腿围小于34 cm，女性的小腿围小于33 cm。还有一种简易的筛查方法："指环测试"，即测量人用自己的双手食指和拇指环绕围住非优势的小腿（力气相对小的腿）最粗的部位，如果测量到的小腿围刚好合适或比自己的手指环小，是肌少症的可能性就较大。

测量小腿围主要是测量肌肉量。肌肉力量则主要通过握力试验或5次起坐试验测试。握力试验主要评估上肢肌肉力量，测试方法是：受试者使用右手（左撇子用左手）尽最大努力进行至少2次握力，选取最大读数为最终握力结果，肌少症的握力指标为男性低于28.0 kg、女性低于18.0 kg。5次起坐试验主要测定下肢肌肉力量。测定时使用一张高度约为43 cm的座椅，记录受试者在不使用手臂的前提下用最快的速度连续完成5次起立、坐下动作所需的时间。5次起坐试验所需时间大于等于12秒表示肌肉力量减少。

国外专家推荐 SARC–F 量表［肌肉力量 S（Strength）、辅助行走 A（Assistance in walking）、起立 R（Rise from a chair）、爬楼梯 C（Climb stairs）、跌倒 F（Falls）］进行肌少症的自我筛查（表9）。主要包含5项评估内容，得分范围为 0～10 分，分数越高者患肌少症的风险越高，总分大于等于4分为筛查阳性。

表 9 SARC–F 量表

序号	检测项目	询问方式
1	S：肌肉力量	搬运 5 kg 重物是否困难，无困难记 0 分，偶尔有记 1 分，经常或完全不能记 2 分
2	A：辅助行走	步行走过 1 个房间是否困难，记分同上
3	R：起立	从床上或椅子起身是否困难，记分同上
4	C：爬楼梯	爬 10 层楼梯是否困难，记分同上
5	F：跌倒	过去一年跌倒次数，无跌倒记 0 分，1～3 次记 1 分，≥4 次记 2 分
总分		

（周路路）

13. 听力差不容小觑

听力差顶多是"耳背",不会"耳聋"吧?

"大爷,楼上322住的是马冬梅家吧?""马冬什么?""马冬梅。""什么冬梅啊?""马冬梅啊。""马什么梅啊?"当年《夏洛特烦恼》里这段对话让人忍俊不禁,可谓经典永流传。但从医学专业角度看,这个喜剧效果正是建立在影片里这位大爷听力不好的基础上,现实生活中如果听力也这么差,可很难会像大爷这么乐观哦!这时候有人说了,这不就是"耳背"吗,人老了都这样,其实不尽然。医学上并无"耳背"的概念,专业名词叫年龄相关性听力下降,又称老年性耳聋,是由于听觉系统衰老引发的听力障碍,并随着年龄增加出现双耳对称性听力异常。所以,当家里老年人经常听不清或听不见其他人说话,和朋友交流困难,电视、手机音量越来越大的时候,就要引起注意了,这不是简单的"耳背",这是"老年性耳聋"。

听力差会引起认知障碍

听力差和认知障碍互相影响,甚至形成恶性循环。得了老年性耳聋的老年人听力差,就会影响沟通,造成人际交往的体验不佳,产生抑郁、焦虑情绪,进而影响认知功能;而轻度认知障碍的危险因素就包含不良情绪、社交孤立,可见听力差将进一步加重对认知的影响。因此,目前听觉已成为比较敏感的认知障碍筛查指标。

听力治疗可显著改善患者的认知功能,佩戴助听器是解决听力下降和行为症状的低成本有效方法。受老年性耳聋困扰的人常常因为听力差而表现出费力的聆听行为,如果对方提高音量或者说慢点他们就能听得清楚,这时候认知功能还可能处于轻度认知障碍阶段,是可逆的,如果任其发展,很有可能造成不可逆的后果。如果我们在可逆的阶段干预

了解你,识别你,改变你
——关注轻度认知障碍

听觉，那就是亡羊补牢，为时未晚。

如何治疗及预防听力障碍？

（1）及时佩戴合适的助听器。

（2）养成良好的饮食习惯：多补充锌、铁、钙等微量元素，尤其是锌元素，锌含量高的食物包括海鱼、贝类等。

（3）保持情绪稳定：老年人的血管弹性较差，情绪激动容易导致耳内血管痉挛，如果同时伴有高血黏度，则会加剧内耳的缺血缺氧，最终导致听力下降。

（4）避免噪声：老年人要尽量避免长期的噪声刺激，遇到突发性噪声时，要尽快远离，以减少噪声对双耳的冲击和伤害。长期观看短视频、听音乐都会对听力造成不可逆的伤害。

（5）戒烟戒酒：长期大量吸烟、饮酒会导致心脑血管疾病的发生，致内耳供血不足而影响听力。尼古丁和酒精还会直接损伤听神经，引起小动脉痉挛，从而影响认知功能。

（6）加强体力锻炼：体育活动能够促进全身血液循环，内耳的血液供应也会随之改善。锻炼项目可以根据身体状况来选择，如散步、慢跑、打太极拳等。

（7）日常保健操：搓耳朵、掩耳击鼓（先把耳郭翻过来，然后用中指压住翻过来的耳朵，再用食指折在中指上，轻轻拍打耳郭，注意不可过度用力）、上下提拉、鸣天鼓[①]。

（霍永彦）

---

　　① 鸣天鼓是我国流传已久的一种自我按摩保健方法。具体操作手法为：首先把手掌根部压在耳朵上，然后捂住耳朵，保持双手的指尖接触就好，不要重叠，食指叠在中指上，然后滑下去打后脑勺。打鼓的时候有一点要注意，就是分别敲24下，然后需要猛地张开耳朵。这样你会发现很舒服，同时感觉听到的声音更清晰。

14. 隐藏在"认知"背后的角落——抑郁

日常生活中，我们有时会发现身边的老年人做事情注意力不集中、记忆力衰退、反应总是"慢半拍"，这时脑海里便会第一时间想到"糟糕！脑子开始不好使了，会不会得老年痴呆了"。大脑"不灵光"只是认知障碍吗？其实在认知功能减退的同时，可能还有一些鲜为人知的原因。

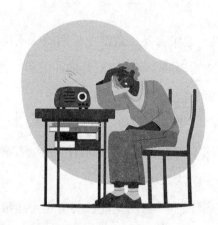

反应"慢半拍"，抑郁在作祟

认知障碍是老年人生活质量下降的直接原因，而负面情绪作为决定性因素，同样影响着老年人的日常生活。认知障碍患者常伴有精神行为症状，包括抑郁、焦虑、淡漠、易怒等，其中尤以抑郁症状最为多见。抑郁不仅影响患者的身心健康，同时会加速轻度认知障碍患者进展为痴呆的进程。

抑郁为什么会"闯"进来？——事出有因

抑郁症状并不是无选择性地"闯"进老年人的精神世界，病因主要有以下几种。

（1）年龄：随着时间的流逝，长年累月的劳作和身体功能的下降，使得老年人在步入老年期后常感到力不从心，生活自理水平下降，自觉状态大不如前，不免伤感。

（2）性别：多数女性较敏感且需承担较多照顾家人的责任，但随着年龄增长自觉身体状况大不如前，加之认知功能的下降，致使她们更容易抑郁。

（3）负性生活事件：社会地位变化、经济拮据、家庭纠纷、长期生闷气、搬迁、丧偶、人际互动减少、交际圈子变窄、与朋友缺乏联系、缺乏家庭和社会情感支持等负性生活事件，均对抑郁的产生起到了"积极"的推动作用。

（4）慢性应激和血管性疾病：高血压、冠心病、脑卒中等心脑血管性疾病是抑郁与认知障碍的共同危险因素。

抑郁为什么会"找"不到？——藏形匿影

抑郁症状往往容易被认知障碍在注意力、记忆力和执行功能方面的问题所掩盖。

抑郁患者常常会同时存在以下改变：①对所有活动的兴趣或乐趣明显减少；②精力减退或疲乏感增加；③情绪脆弱易波动、激惹，攻击性、敌意较强；④自我评价过低或自责，有内疚或负罪感；⑤联想困难或自觉思考能力下降，集中注意力的能力下降、思维迟钝；⑥反复出现想死的念头，或有自杀、自伤行为；⑦有睡眠障碍，如失眠、早醒或睡眠过多；⑧食欲减退或体重明显减轻。

抑郁怎么"抓"出来？——利刃在手

抑郁症状虽然不易被察觉，但凭借有效的心理评估工具还是会让它"无处可逃"。目前常用的抑郁评定量表如表 10 所示。

表 10　常用的抑郁评定量表

量表种类	优　点
抑郁自评量表（SDS）	抑郁症状的有无及抑郁程度的轻重
汉密尔顿抑郁量表（HAMD）	反映疾病严重程度，衡量治疗效果
老年抑郁量表（GDS）	对老年抑郁所特有的躯体症状更敏感
患者健康问卷抑郁量表（PHQ–9）	辅助诊断抑郁症
流调用抑郁自评量表（CES–D）	筛查抑郁症状，以助确诊，评定抑郁严重程度

　　表 10 中这些常用量表可以用来评估抑郁症状，一般得分越高，代表症状越严重。当然，量表的评定结果仅供参考，还是建议尽早前往医院寻求专业医生的诊治，这才是"明智之选"！让我们一起从容应对，把情绪和认知功能带进良好的循环促进轨道上来！

（马　佳）

了解你，识别你，改变你
——关注轻度认知障碍

15. 隐藏在"认知"背后的角落——焦虑

近年来，老年人的心理健康问题日益突出，但由于大众对心理疾病的歧视与偏见，导致老年患者对其回避，以及由于相关知识的匮乏，"不知道、不相信、不重视"的现象屡见不鲜。前一节我们已经讲述了"认知"与"抑郁"的关系，那这一节我们继续来谈谈另一个会影响老年人认知功能的负性情绪——"焦虑"。如果说抑郁在负性情绪家族中排行"老大"，那么焦虑毋庸置疑排行"老二"。

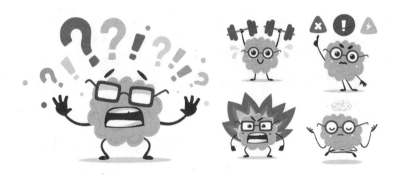

我中有你，你中有我

焦虑与认知功能下降的神经病理过程密切相关，伴有焦虑症状的轻度认知障碍患者会加速发展为痴呆。焦虑症状越严重，总体认知功能、情景记忆和执行功能下降越明显。当焦虑合并认知障碍时不但会表现为过分紧张担心、心神不宁、坐立不安等精神症状，也会有记性差、头晕、心悸、胸闷、气短、失眠等身体不适症状。

内在伤"神"，外在伤"身"

焦虑症状合并认知障碍时由内而外波及了精神、认知和身体三个层面。

精神症状包括易焦躁紧张、坐立不安、惊慌失措等。有时发作会感到呼吸紧迫，伴有恐惧和濒死感，自我失去控制，恢复常态后又会惴惴不安，担心这种感觉会再次来袭。

认知症状则是记忆力下降、无法清晰感知和理解周围环境，思维变得简单模糊，过度关注自己的健康状况，不仅打乱了原本的生活节奏，还会引发高血压等慢性心血管疾病的加重。

身体症状可表现为头晕、心前区不适、心慌或疼痛、咽部不适、呼吸困难、食欲不振、盗汗、全身乏力等。夜间睡眠质量差，噩梦连连或易惊醒，更有甚者夜间鼾声大作，醒后自感彻夜不寐。

凭"心"而论，从"心"做起

凭借心理评定量表来对老年轻度认知障碍患者伴发的焦虑症状进行初步的评判是简便有效的手段，常用的筛查量表包括焦虑自评量表、汉密尔顿焦虑量表、广泛性焦虑障碍量表等，这些量表测得的分值越高，焦虑症状可能越严重。改善老年轻度认知障碍患者伴发的焦虑症状，需要从摆正"心"态、放松"心"情、倾听"心"声这三方面着手。

（1）摆正"心"态

当出现焦虑症状时，首先要意识到这是焦虑心理，充分认识到心理疾病也是常见疾病，要正视它。同时要树立起消除焦虑心理的信心，要乐天知命，知足常乐，保持心理稳定，凡事想得开，不要过于担忧与现实处境不相符的事情或常常埋怨自己，要理智地看待一切，也不要突然大喜大悲，学会控制自己的情绪。

（2）放松"心"情

在感到焦虑不安的时候，可以通过有意识放松的方法来进行调节，

了解你，识别你，改变你
——关注轻度认知障碍

比如紧闭双眼，然后听一些比较轻柔舒缓的音乐来缓解自己的焦虑心情，也可以通过锻炼，如慢走、打太极等来调节自己的身心。根据自己的爱好和兴趣看一些书籍，拓宽知识面，给自己以新的启发，同时在学习知识的过程中，加强自己的涵养，从书中获得精神养料，增强信心和进取心。

（3）倾听"心"声

倾听本身就是一个心理疏导的过程。善于倾听老年人叙述的问题和看法，不要立即评论，更不要表现出漠不关心。通过倾听老年人一番"絮絮叨叨"的述说之后，了解老年人的心理状况，往往也能让老年人的心情变得愉悦。鼓励老年人积极融入社会，多参加户外生活、老年大学、老年俱乐部等社会活动，增强老年人彼此间的互动交流，消除老年人的孤单与寂寞，既丰富了老年人的晚年生活，也能让老年人更好地适应社会环境变化。

老年轻度认知障碍患者伴发焦虑症状的表现因患者性格、症状严重程度、患病时间不同而不尽相同。随着老年人感知、角色地位等的变化及受到疾病的困扰，对老年慢性病患者常规进行心理评估的作用是不容小觑的，只有这样才能真正做到早期识别心理健康问题，也能避免延误心理干预和治疗的最佳时机。因此，我们需要关注心理健康知识，正确认知和评价自身心理健康状况，减少负性情绪的产生，才能更有利于脑、身、心的健康发展。让我们携手筑起"心理防御"的坚固堡垒吧！

（马　佳）

第二章　识别轻度认知障碍

16. 认知障碍——不愿谈及的话题

认知障碍会经历许多阶段，在外部不加干预的情况下，疾病会从最初的健忘发展为最终的"老年痴呆"。通常人们对"老年痴呆"充满了偏见，每每提及都会讳莫如深。近年来，人们也逐渐意识到这样的偏见对于患者、家庭，以及社会都是起负面作用的。因此，近年来"老年痴呆"这四个字在公众宣传平台鲜有提及，取而代之的是"认知障碍"这一称呼。电视台也关注到了这一问题并制作了相关的综艺节目，还有以认知障碍为主题的电影也呈现在人们面前，为我们展现认知障碍人群生活中真实的样子。其实，这么多人的努力，归根究底还是为了去除疾病的"污名化"。下面，让我们一起来了解下认知障碍是怎么被"污名"的？为了去掉这个"污名化"，我们又应该做点什么？

什么是"污名化"？

日常生活中，人们常常会对某一类人群有刻板的印象，从而对其产生偏见和歧视，甚至出现排斥等情况，这就是"污名化"。"污名化"其实就在我们身边，它针对的人群可能属于特定的社会群体，来自特定的地区或种族，更可能是患有特定的疾病，如：有人无法接受与艾滋病患者握手、拥抱，有人无法接受公交车上与术后携带造瘘袋的人群相邻而坐，有人在路上看见精神障碍患者会远远躲开。而在认知障碍人群身上也有同样的经历：他们可能出现的记忆下降、思维和行动迟缓、大小便无法控制、答非所问、表现木讷等情况，都会成为人们的刻板印象，导致认知障碍的"污名化"。

认知障碍被"污名化"的后果

污名化最直接的负面影响者是患者本人，其次是患者家属。有许多人对认知障碍的污名化不以为意，认为自己与污名化没有关系。实则不然，我们每一个人都可能受到污名化的潜在影响。

当一位老年人出现了认知障碍以后，他的首要表现可能就是认知和记忆功能快速退化，这可能会让他产生强烈的反差感和失落感。"污名化"会使认知障碍人群在生活中和社区里饱受偏见和歧视，加深他的自卑，对人际交往产生消极影响，而参与社交更是认知障碍康复的重要途径之一，"污名化"无疑阻碍了这一途径。"污名化"还会让认知障碍人群产生抑郁的情绪，这对他们日后向他人求助、寻求治疗、配合治疗的意愿都会造成负面的影响。

对于家属而言，他们日常照护家中老年人已经承受了巨大的压力，认知障碍被"污名化"无疑使他们的心理状态雪上加霜。而家属心理负担加重以后，还可能影响他们的照护质量，不利于患者的疾病康复，更有甚者可能会发生照护者虐待患者的情况。

减少"污名化"，我们应该做点什么？

认知障碍被"污名化"的问题很难在短期内得到改善，而是需要从源头上去除"污名化"。认知障碍的"污名化"很大程度上是对这个疾病的错误认识，因此每一个人碰到这类疾病的科普知识应该持接受的态度，加强自己正确认知疾病的能力，更正歧视和偏见。在日常生活中，我们也要仔细观察行动缓慢、说话断断续续、疑似走失的老年人，一旦发现应主动提供帮助，当与他们交流的时候，应该注意合理使用语言、表情和肢体语言的技巧，尽量使用肯定、直接简单的语句进行交流，放缓讲话速度，必要时重复表述。

对于因为"污名化"而产生心理负担的患者和家属，我们也应当在关注他们的自尊心的前提下，采用合适的方式进行心理疏导。科学规范的治疗能够在一定程度上改善或延缓疾病进展，因此应该多劝说和鼓励患者积极配合治疗。对于家属的照护压力，我们也要注意倾听，帮助家属疏泄压力，必要时帮助家属寻求照护支持的途径，比如寻找心理医生接受咨询、寻找民政部门了解照护扶持政策、寻找医疗部门学习照护专业知识和技巧等。

此外，政府和每个社会成员都有责任和义务一起为减少认知障碍"污名化"努力。从政府层面来说，需要更多关注认知障碍人群的就医服务和生活服务扶持，发动全社会的力量尽量满足认知障碍人群的就医和生活需求。媒体也应该承担起相应的责任，为大家提供健康教育的平台，引导舆论方向，呼吁公众拒绝歧视和偏见，纠正"污名化"问题。

最后，随着科学技术的飞速发展，针对认知障碍人群需求的科学研究也需要跟进，这个责任落在科学家身上。如果有一天认知障碍和感冒一样可以被治愈，"污名化"还会存在吗？

（翟佳燚）

了解你，识别你，改变你
——关注轻度认知障碍

17. 轻度认知障碍只是"爱忘事"吗

轻度认知障碍是记忆力和其他认知功能进行性减退，但不影响日常生活能力，未达到痴呆的诊断标准，是一种介于认知正常和痴呆之间的症状性诊断，是多种原因导致的综合征。轻度认知障碍分为遗忘型和非遗忘型两类，前者表现为记忆力下降；后者表现为注意力减退、语言能力下降、执行力下降、视空间能力下降等。所以，不是只有记忆力下降了才是轻度认知障碍哦！如果出现注意力不集中、表达理解不清楚、行为能力不足等，也有可能是轻度认知障碍。

记忆力减退是认知障碍早期的核心症状。患者起初往往表现为做事丢三落四，刚做过的事情立刻忘记，很多人认为这是年龄大了导致的。但实际上，年龄增长所导致的记忆力减退与认知障碍所导致的记忆力减退还是有区别的。年龄增长引起的记忆力减退，遗忘的事情可以通过他人的提醒或通过情景再现回忆起来，而认知障碍导致的遗忘不具备这个特点，表现为自己难以回忆，往往呈持续性加重的状态，不但会出现近记忆力下降，严重者远记忆力同样会减退。当老年人近记忆力减退达到一定程度时，比如经常丢三落四、出门忘带钥匙、反复询问家人同一个问题、记不起自己吃过什么，忘记怎么买东西、怎么做饭，忘记什么季节该穿什么衣服，甚至忘记家人的名字、找不到回家的路，家人或照护者就应高度重视了，需要及时去记忆门诊就诊。

若出现其他认知功能下降的人，比如执行能力、语言能力、定向能力、计算能力、抽象思考能力、判断能力、注意力等大不如前，也要引起重视。因为有些类型的认知障碍早期记忆力下降并不突出，往往会以言语障碍或者执行功能下降为首发表现，因此并非只有记忆力下降才属于认知障碍，其他任何一个认知功能的下降都应引起重视，积极到记忆门诊就诊。

近期出现性格改变、情绪不稳、心理或睡眠问题的人也应到记忆门诊就诊。因为有些类型的痴呆，不是表现在记忆、推理或计算等方面的障碍，比如额颞叶痴呆，早期会出现性格改变及行为异常，例如脾气变得暴躁，或者性格变得内向等。还有很多痴呆类型，可能会出现睡眠障碍，表现为入睡困难、晨间早醒、睡眠维持能力明显下降、睡眠中频繁出现觉醒、睡眠呈片段性等。由于夜间睡眠障碍，导致日间瞌睡或过度睡眠。患者睡眠紊乱的特征性表现为日落综合征（或称为日落行为），也就是说在傍晚或深夜出现意识恍惚或意识模糊、焦急、不安、激惹与好斗，严重者出现谵妄或攻击行为。出现以上问题的中老年人都属于记忆门诊的诊疗范围。

小贴士：如何自我识别轻度认知障碍

正常衰老的表现

（1）谈话中忘记某人名字或一个词，但之后会想起来；

（2）有时忘记约定的会面或星期几，但之后会弄清楚；

（3）日常惯例被打破时会感到愤怒；

（4）在钱的问题上偶尔出错；

（5）时常感到疲惫，想在家里休息；

（6）偶尔丢失物品。

轻度认知障碍的表现

（1）在谈话中突然停止并忘记接下来要说什么，重复说话，反复询问，越来越依赖他人完成一件事；

（2）容易忘记日期、季节，身处何地等；

（3）因日常生活的改变变得极易激动；

（4）容易在财务决策上犯错误；

（5）变得孤立，不愿离家；

（6）把物品放在陌生的地方，之后无法找到。

下面的表格可以为大家简单区分正常衰老的认知下降和轻度认知障碍（表11）。

表 11　正常衰老和轻度认知障碍的区别

正常衰老	轻度认知障碍
思考过程变慢，谨慎且犹豫	想法和动作不一致
人脸和名字配对困难	任务起始困难
经提醒可以回忆起过去的事情	经提醒仍难以回忆起过去的事情
仅记忆力减退	可伴有性格改变和异常行为
日常生活能力不受影响	日常生活能力仍较完整，但要花费更多的精力和时间
记忆力减退缓慢	记忆力减退进展迅速

（霍永彦）

18. 给自己做个认知障碍筛查吧

阅读了前面的内容后，大家是不是十分想给自己或者身边有类似问题的亲朋好友做个认知功能的测试呢？这节就给大家介绍一个简单的认知功能筛查量表——全科医生认知功能评估量表（GPCOG）。GPCOG 是一种简易筛查量表，其用时短，操作简单。量表分为两部分：患者部分是对患者进行认知功能评估，用时一般少于 4 分钟。内容包括姓名和地址记忆、时间定向、画钟试验、信息、回忆 5 项。

第一项，姓名和地址记忆，检查者会说："我将说一个姓名和地址，说完后，希望你重复一遍，记住这个姓名和地址，因为几分钟后我会要求你再告诉我一遍。王平，南京市，东海路，42 号。"（检查者最多允许重复四次，此项目不计分）。

第二项，时间定向，检查者会问："今天是几号？"（完全正确记 1 分）。

第三项，画钟试验，检查者会说："画个钟，把数字标在钟表表盘的正确位置上，并把指针标于 11 点 10 分的位置。"（全部 12 个数字都正确且安放在正确位置记 1 分，将指针安放在正确位置记 1 分）。

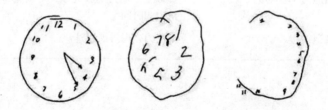

第四项，信息，检查者会问："你能告诉我最近一周发生过什么事吗？随便说一个就可以。"（能具体回答，记 1 分）。

第五项，回忆，检查者会问："刚才最先开始让你记住的姓名和地址是什么？"（王记 1 分，平记 1 分，南京市记 1 分，东海路记 1 分，42

号记 1 分）。

该部分满分 9 分，如果患者得到 9 分，表明无认知缺损，不必进行下一部分测试。

如果患者得分为 5~8 分，不能肯定有无认知缺损，需进行下一部分测试（知情者查询）以明确。如果知情者查询部分得分小于等于 3 分，显示有认知缺损，需进行标准调查。知情者查询部分用时一般少于 2 分钟，是通过询问照料者获得的信息，可以面谈，也可以打电话询问。知情者查询部分包括 6 个关于被调查者过去的问题，要求把被调查者当前的能力与前几年比较，问题包括对之前发生过的事情的记忆、对之前说过的话的记忆、找词情况、是否存在理财困难、能否独自安排服药及出行是否需要帮助。

以上就是我们要介绍的简易量表，快来做个筛查吧！如果有问题或者有疑问，可就近到记忆门诊进行进一步的检查，早发现，早诊断，早治疗！

（刘亚林）

19. 脑脊液检查可怕吗

脑脊液检查是神经科常用的一种辅助检查方法，因为脑脊液中含有一定的细胞及生化成分，对疾病诊断有一定的意义。血脑屏障像一扇严密的过滤网，大脑内的细胞和组织成分很难通过血脑屏障，因此外周血化验往往无法了解大脑内环境的情况，这就需要对脑脊液进行相关化验，以明确颅脑相关的疾病。

脑脊液检查主要通过腰椎穿刺术进行，操作时会做局部皮肤麻醉，所以操作过程中被检查者一般不会感到疼痛。操作时要求被检查者取侧卧位，屈颈，双手抱膝，整个操作过程一般需要 10～20 分钟。

取到脑脊液后，首先观察脑脊液外观是否清亮，有些疾病还需要测量脑脊液压力。接下来就是对留取的脑脊液做相关化验。脑脊液常规主要是看脑脊液中的白细胞数和细胞总数，白细胞增多常见于炎症或感染性疾病。生化检查主要是检查脑脊液中的糖、氯化物和蛋白质含量，蛋白质含量增高常见于感染或免疫相关疾病。除此之外，还可以进行细菌学培养、药物敏感性检测等检查手段。

除以上常规检测项目外，辨别认知障碍还要做一些针对性的化验项目，如 β- 淀粉样蛋白（Aβ）、总 tau 蛋白（T-tau）、磷酸化 tau 蛋白（P-tau），以助于了解病因，并在一定程度上鉴别认知障碍的亚型。

（杨　蓉）

20. 血液检查也可以预测轻度认知障碍吗

如果对脑脊液检查比较排斥，轻度认知障碍也可以像其他疾病那样通过血液检查来进行诊断和预测。

轻度认知障碍的诊断主要通过各种量表评价认知功能，目前主要使用的筛查工具包括简易精神状态评价量表（MMSE）、蒙特利尔认知评估量表（MoCA）、Mattis痴呆评定量表（DRS）、画钟试验（CDT）、智能筛查测验（CASI）等。但是认知障碍可能和代谢、感染、中毒等全身性疾病相关，所以做一些血液方面的检查有助于对这些疾病进行鉴别诊断，而且血液检查可以发现一些轻度认知障碍的潜在危险因素，以及发现存在的伴随疾病或并发症情况。

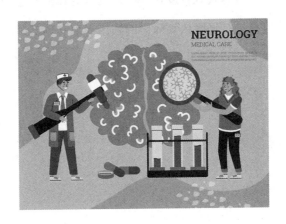

需要进行的血液检查项目包括血常规、血沉、生化全套（肝肾功能、电解质、血糖、血脂等）、甲状腺功能、同型半胱氨酸、叶酸、维生素 B_{12}、梅毒血清检测和人类免疫缺陷病毒检测等，进行这些检查可以详细了解和排除那些能导致和诱发认知障碍的相关疾病。目前外周血也可以检测上节提到的脑脊液检测中认知障碍的针对性的指

标，如 β–淀粉样蛋白（Aβ）、总 tau 蛋白（T-tau）、磷酸化 tau 蛋白（P-tau），但因外周血中上述指标含量较低，诊断价值并没有脑脊液高。

医学研究者们一直在致力于研究轻度认知障碍的血液标志物，理想的血液标志物应该有如下特点：①反映轻度认知障碍在中枢神经系统的病理生理改变，而且在轻度认知障碍患者中要确实出现，而不仅仅是增加认知障碍的危险性；②对于轻度认知障碍的诊断具有高度的灵敏性和特异性；③可以监测轻度认知障碍的严重程度和进展；④可以预测轻度认知障碍干预治疗的效果。

遗憾的是，迄今为止，尚没有一项血液标志物能够满足以上要求，用于轻度认知障碍的临床诊断。但相信在不久的将来，随着医疗技术的进一步发展，一定可以找到轻度认知障碍的理想血液标志物，到时候就可以通过血液检查进行轻度认知障碍的临床诊断和预测了。

（杨　蓉）

21. 眼睛是认知的窗口

俗话说："眼睛是心灵的窗户"。孟子曰："存乎人者，莫良于眸子"，也就是说，要观察一个人的话，就去看他的眼睛。其实，眼睛也是认知的窗口，人们通过眼睛获取外界信息，也通过眼神表达对事物的理解和反应。

眼睛与认知

人类 80% 的信息是通过眼睛获取的。读书认字、看图赏画、辨物识景，眼睛将外部信息转变成神经信号并传送给大脑，经过大脑处理后，让我们正确地认识外界的事物。在眼和脑的通力合作下，我们才能看清世界。

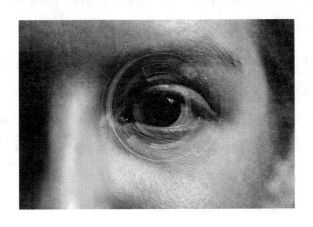

眼动检查与认知功能

目前眼动技术已经成为认知心理学的重要研究手段之一，相对于心理量表，人的眼动行为是自发产生的，能客观真实地反映个体的认知加工特征，同时提供丰富的定性定量指标。与核磁、脑电等技术相比，眼动技术的生态效度较高，操作便捷，最关键是成本低，比较容易运用于日常认知评估。

眼动仪的发展历史

早在 19 世纪，就有人通过观察人的眼球运动来研究人的心理活动，通过分析记录到的眼动数据探讨眼动与人的心理活动之间的关系。眼动仪的问世为心理学家利用眼动技术探索人在各种不同条件下的视觉信息加工机制提供了新的有效工具。按照使用场景来分类，现代眼动仪主要可以分为两种：屏幕式眼动仪和可穿戴式眼动仪。基于屏幕的眼动仪要求受访者坐在显示器前，并与屏幕内容进行交互，是一种跟踪用户视线落在屏幕上视点的技术。可穿戴式眼动仪通过将眼动追踪系统和场景摄像机集成在轻量化的框架上，例如眼镜或头盔，采集受试者在真实环境中的眼动行为，受试者可以自由移动，使实验的生态效度最大化。

眼动仪的工作原理

简单地说，眼动追踪是测量眼睛运行的过程。眼动追踪研究最关注的事件是确定人类或者动物看的地方（比如："注视点"或"凝视点"）。更准确地说，是通过仪器设备进行图像处理，定位瞳孔位置，获取坐标，并通过一定的算法，计算眼睛注视或者凝视的点，让计算机知道你正在看哪里，何时看的，为什么看。

眼动仪能够提供哪些指标

在眼动追踪技术中，主要观测指标包括时间上的指标——注视（fixation）和空间上的指标——扫视（saccade）。

注视眼动指标的意义

注视持续时间越长，表明提取信息越困难，或者表明这个目标更吸引人；对于目标的首次注视时间越短，表明它越能引起注意；总注视

了解你，识别你，改变你
——关注轻度认知障碍

次数越多，表明搜索效率越低；兴趣区内注视次数越多，表明这个区域对于受试者来说更为重要，更能引起注意。

扫视眼动指标的意义

扫视次数越多，表明搜索过程越长；扫视幅度越大，表明有更多的意义线索。

除此之外，瞳孔的大小也是反映视觉注意状态的重要指标，与眼动的时空指标结合可以解释个体知觉的广度或注意的广度。

（张　慧）

22. 诊断认知障碍应该做头颅CT还是头颅MRI

轻度认知障碍患者是否需要做影像学检查？答案是肯定的。影像学检查可以辅助明确诊断，并且还可以排除其他疾病，如脑肿瘤、硬膜下血肿、脑积水等。常用的影像学检查包括头颅 CT 和头颅 MRI。

头颅 CT 可以显示脑组织的解剖结构和病理形态改变。认知障碍患者的头颅 CT 可见脑萎缩，而且认知障碍患者的脑萎缩首先出现在颞叶内侧的海马体结构，随着病情的进展，脑内其他部位也会出现萎缩。头颅 CT 无特殊检查禁忌，操作方便快捷。但头颅 CT 检查难以显示脑功能情况，不能显示脑代谢状态，对于认知障碍患者难以进行定性的判断。

头颅 MRI 可以显示的脑解剖结构，较 CT 清晰，能更准确地显示患者脑萎缩的改变，还可以对脑萎缩做定量分析。因此，头颅 MRI 对认知障碍诊断的敏感性及特异性远高于头颅 CT。

头颅 MRI 检查包括结构影像学检查和功能影像学检查。其中，MRI 结构影像学检查主要是针对脑萎缩全面进行测量，有目测、线性和体积测量三种方法，目测和线性测量具有简单、易行、快速的优点，体积测量方法则更为准确。MRI 功能影像学检查主要用于研究脑生理功能，而且 MRI 波谱能研究活体特定区域脑组织的代谢状态。功能 MRI 成像是一种结合了功能、解剖和影像三种因素的新兴技术，能够定位于人脑的各个功能区，目前功能 MRI 成像已广泛应用于轻度认知障碍的早期诊断、预防和治疗等研究，为早期诊断提供了相关的影像学线索。

了解你，识别你，改变你
——关注轻度认知障碍

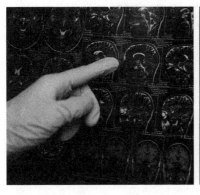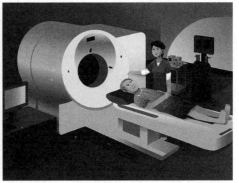

虽然 MRI 属于无创伤、无射线检查，不会对机体产生损害，但体内留有金属物品者、安装心脏起搏器者不可做，且其检查花费时间较长（明显长于 CT 检查），有时可能引起检查者精神紧张，导致患者头晕、头胀等不适。

通过上文的介绍，我们知道每种检查都各有利弊，究竟应该选择哪一种，需要结合患者的具体情况具体分析，不能一概而论。

（杨　蓉）

23. 认知障碍老年人需要预防的常见风险

患有认知症的长辈因为缺少足够的安全意识，不具备独立生活的能力，在日常生活中更容易遭受各类危险。一些对普通人看似无害的事情，对他们却是极度危险甚至致命的。下面就来细数一下这些"致命"的风险和隐患以及如何预防。

误吸

很多认知障碍老年人都有喉肌松弛问题，吞咽时不能完全封闭喉口，会导致误吸。发生误吸之后，轻者呛咳，重者可引起吸入性肺炎。老年人抵抗力弱，很容易变成重症，而一些严重呛咳还有可能直接导致窒息等风险。

预防措施：老年人进食时不要让他看电视或做其他分散注意力的事情，"一口量"不宜超过 20 ml。如果遇到呛咳，可以尝试帮助他把头低下一点儿再吞咽，密切观察老年人情况。保管好细小物件，尽量避免老年人接触。如果家中长辈经常呛咳，建议去医院进行检查，看有没有气管异物、食管狭窄、食管气管瘘、帕金森病、脑梗死等问题。

食物卡刺

认知障碍老年人吃鱼、吃鸡时必须极其小心，这类老年人一般咽部感觉和运动神经功能减退，难以通过口腔咀嚼辨别、剔除肉中的鱼刺、鸡骨。

预防措施：食用上述肉类时，最好是家属帮助挑刺后剁成很细的肉泥、做成肉丸食用，一旦被卡到，绝不可采取硬吞饭团等方法处理，应及时到耳鼻喉科门诊取出。认知障碍长辈有时候不能判断哪些是食物，会将一些小件物品放进嘴里，误以为是食物，这样也非常容易发生气管的卡噎，因此要格外注意。

食物黏稠导致肠梗阻

对于咀嚼功能退化的老年人，食用非常黏稠的食物，比如对于常人来说无害的粽子、糯米团等黏稠、难消化的食物，有发生机械性肠梗阻的危险。每年胃肠外科收到的肠梗阻老年患者中，很多都有进食上述食物的病史。有时急性肠梗阻诊断困难，病情发展快，常致患者水、电解质与酸碱平衡失调，甚至死亡。

预防措施：尽量不要给认知障碍老年人食用非常黏稠的食物，即使食用也应该少量分次。

走失

认知障碍患者因记忆功能受损，尤其是中、重度认知症患者，定向力出现障碍，外出找不到住所，叫不出亲人的名字，甚至忘记自己姓名、年龄等，单独外出容易迷路、失踪、发生交通事故。

预防措施：避免老年人单独外出，外出应有人陪同，外出时为老年人佩戴标有联系方式的黄手环。

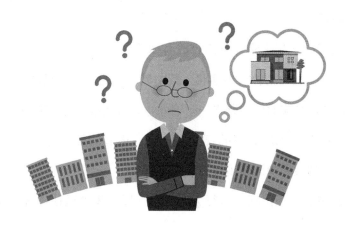

跌倒

由于大脑反应迟缓，肢体协调能力下降，视力、听力下降，平衡功能减退，站立、行走困难，出现幻觉等原因，认知障碍老年人很容易跌倒。老年人骨质疏松，发生跌倒后极易发生骨折、内脏破裂、脑出血、神经损伤（如截瘫）等。老年人跌倒后恢复漫长，导致长期卧床，容易随之引起一系列并发症，如压疮、肺炎、静脉血栓等。

预防措施：过道、浴室、马桶边安装扶手，老年人座椅选择扶手椅，老年人常用物品避免放在过高和过低的位置。地面注意防滑和保持平整，清除老年人通道上的各类障碍物。

烫伤

认知障碍老年人温度感应能力降低，行动迟缓，反应失当，喝水、就餐、靠近高温厨具、使用取暖器时容易发生烫伤，冬季老年人卧床使用暖宝宝、电热毯时也容易发生慢性烫伤，老年人烫伤愈合速度慢（尤其是糖尿病患者），感染风险高。

预防措施：避免老年人接触温度过高的食物和水，冬季尽量使用空调取暖，减少各类取暖器具的使用。

激越行为

认知障碍老年人常伴有语言或身体攻击、徘徊、藏东西、大声喊叫、幻觉、妄想等精神行为症状。其中激越行为是较常见的行为问题，也是照料者最难应对的问题之一。国外学者将激越行为归纳为：躯体攻击行为、躯体非攻击行为和语言激越行为。随着病程发展，患者自控力逐步降低，到疾病晚期激越行为更为普遍。

预防措施：当出现类似行为时，应立即将患者送往医院精神科就

了解你，识别你，改变你
——关注轻度认知障碍

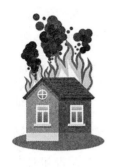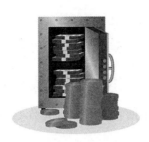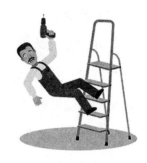

诊，必要时由机构进行专业管控，避免发生更大伤害。随着认知障碍程度的加深，患者的危险会逐步升高。家有认知障碍老年人，家属们要留神老年人的"异常"行为，定期接受随访。

自杀／自伤

认知障碍患者自理能力降低后，为了不给家人增加负担，很容易发生自伤、自杀事件，也有因抑郁、幻觉或妄想而发生自伤、自杀行为。

预防措施：多陪伴老年人，亲密交流沟通，避免老年人产生负面情绪。注意门窗安全，收藏好家中的刀具、药物等危险品。

漏电危险

对于有认知障碍老年人的家庭，建议把插座更换成有儿童保护功能的，并尽量不摆放在明处，尤其尽量让家电远离水源，防止老年人因为喝水、洗手等行为发生的漏电伤害。家中的电闸要采用有保险开关的，保证短路后立刻断电。不要将电源板裸露在地面，有些认知障碍长辈会搞不清方位，随地大小便，如果恰巧在电源附近，容易导致危险。老年人有时自己洗衣物，忘记关闭水龙头，导致家中地面漫水，也会发生危险。要定期检查老年人常活动及触碰地区的电线及电器是否有破损，确保安全。

管路滑脱

很多认知障碍老年人在疾病中晚期会借助各种辅助仪器或管路，比如胃管、尿管、输液置管等，而管路滑脱会对老年人造成严重伤害。80% 的管路滑脱是固定不当导致的，其次老年人感觉不舒服也可能扯拽管路，发生危险。对于前者，要做好充分的环境评估，并按照正确方式固定管路。对于后者，首先要尝试和老年人进行沟通，告知对方必要性，并随时监控老年人的情况，及时发现老年人的不适或意图。

用药风险

很多家属朋友习惯借鉴其他家属的用药方式来给自家的认知障碍长辈买药，这实际上是非常危险的。很多认知障碍长辈的用药与精神类或安定类药物有关，这些药品在使用中需要非常谨慎，依照每个患者的情况制订相应的剂量。因此，建议在给患者用药前一定要先去正规医院进行问诊，遵照医嘱服药。

随着认知障碍程度的加深，老年人遭遇以上危险的概率会逐步升高。因此，家有认知障碍老年人，家属们要留意老年人的"异常"行为，定期接受随访。

（张 慧）

了解你，识别你，改变你
——关注轻度认知障碍

24. 带你认识记忆门诊

什么是记忆门诊？

记忆门诊最早出现在英国，建立初衷是为了早期识别、早期诊断、早期治疗认知障碍。中国自 20 世纪 90 年代开始在部分三甲医院神经内科开设了记忆门诊。据不完全统计，目前国内仅有数百家记忆门诊，普及率低，就诊率也较低。目前记忆门诊接诊的中重度认知障碍患者比例高，检出的患者普遍已经处于认知障碍的后期阶段，未达到早期防控的目的，且记忆门诊多设立在三级医院，直接面向广大老年群体的一二级医院缺乏认知障碍诊断能力和明确的转诊渠道，也是导致认知障碍漏检率高、错过最佳干预期的重要原因。因此，目前逐步将记忆门诊体系建设延展至基层社区乃至家庭，提前疾病诊治时间窗，及时检出并重点服务于认知障碍患者及高风险人群。

记忆门诊可以做什么？

当你自己或者周围的亲朋好友近期出现记忆力减退，请及时到记忆门诊就诊。记忆门诊的医生会对就诊的患者进行初筛，并建立记忆档案。

（1）完成调查问卷，包括知情同意书、参与者的基本信息、询问人口学资料（教育年限、婚姻状况、子女数、居住情况、每月固定收入、职业）、生活方式（是否有听力下降、会说外语、喝茶、喝咖啡、吸烟、饮酒、服用安眠药，以及锻炼情况和睡眠情况）。

（2）完成病史采集，包括各认知域的损害情况，评估日常和社会功能，了解可能的诱发因素或事件及伴随的疾病，询问诊治经过。询问可能导致认知障碍的疾病，重点询问家族史等。

（3）完成体格检查，包括神经系统查体及常规查体。

（4）完成辅助检查，如神经心理测试、实验室检查、影像学检查、电生理检查。

完成上述步骤后，进行初步诊断，制订下一步的干预计划，包括非药物方法及药物方法，制订定期随访计划。

去记忆门诊前要做哪些准备？

首先，要有知情者来陪诊。记忆门诊的很多患者情况特殊，有些患者无法主动陈述病情，或者无法准确告知病情，那么由知情者提供病史就显得尤为重要，甚至对医生的临床诊断有决定性意义。

其次，准备好患者以前的病历、检查单和化验单，尤其是头颅MRI或者CT。如果曾住院，建议携带出院小结。

最后，是患者的准备，尽量让患者穿宽松的容易穿脱的衣服和鞋子，因为患者需要在记忆门诊完成查体，舒适的衣着能让患者更好地配合检查，优化就诊体验。就诊的患者不需要空腹。如果患者生气了要好言相劝，因为认知障碍患者是特殊人群，如果没准备好，下次患者可能就不想再来了，会使医疗过程中断。此外，如果患者听力不好，请戴上助听器，方便医生问诊和完成认知障碍的量表筛查。

通过以上介绍，相信你对记忆门诊有了更清晰的认识，也建议你或者周围有相关问题的人员能够及时到记忆门诊就诊。

（刘亚林）

了解你，识别你，改变你
——关注轻度认知障碍

25. 家人是认知障碍的第一发现人

为什么家人是认知障碍的第一发现人？

茫茫人海，最亲最近的仍然是朝夕相处的家人，他们给予我们生活上、物质上、精神上的帮助和支持。三餐四季，同食同宿，因此对我们的生活状态和身体状况比较了解。

作为第一发现人应该具备哪些知识储备？

请看以下认知障碍红绿灯评判表（表12），红灯需要我们高度警惕，黄灯需要引起关注，绿灯可以持续观望。

表12 认知障碍红绿灯评判表

认知障碍红绿灯	具体表现
绿灯	随着年龄增长，记忆力轻度下降，不影响日常生活
黄灯	① 记忆力持续、明显地减退：如刚看过的电视节目再看时毫无印象，常把东西放错地方等 ② 出现情感、性格、行为方面的明显变化：如原来对家里人很关心，现在变得冷漠小气；原来开朗热情，现在变得沉默孤僻等 ③ 出现定向力障碍：常常找不着地方、弄错方向；或者买菜算不清账；语言表述能力减退，语不达意；不能完成熟悉的任务，如去银行存钱总是数不清楚总金额等 ④ 睡眠障碍：有的患者可能会作息紊乱，日夜颠倒 具备任意以上表现，基本可以独立生活
红灯	① 有时穿衣也很困难 ② 不能和别人交谈，有时会自言自语 ③ 不认识朋友或亲人的面貌，也记不起他们的名字 ④ 视空间辨认障碍明显加重，很容易迷路 具备任意以上表现，严重影响独自一人生活

发现问题后该怎么办?

如果发现家人确实存在以上黄灯或者红灯问题，也不必感到束手无策，因为政府、卫生事业单位和社会团体一直在我们身边。您可以前往社区卫生服务中心向自己的家庭医生寻求帮助，或者到各综合医院或专科医院的记忆门诊或神经内科门诊就诊，亦可以到社区综合为老服务中心寻求社工帮助。

2022 年上海市疾控中心发布了上海市认知障碍服务地图 2.0 版，您可以找寻需要的服务机构信息。服务地图 2.0 版在 2018 年版的基础上进行了升级，包括三级医院记忆门诊、精神专科医院、养老机构等一系列 9 大类 141 家认知障碍服务机构的地址、机构介绍、服务时间等信息，以供市民实时实地根据所在位置，方便地查看附近的相关机构。具体操作步骤如下。

首先，在微信搜索"上海同舟共济互联网医院"，点击关注后点左下角的"认知障碍服务"。

然后，进入界面后点击"认知地图"。

最后，公众号后台会根据您的具体位置推荐附近的认知障碍服务机构地图。

看了以上介绍，大家是否对轻度认知障碍有了更多的了解和使命感? 无论何时，请记住：你是家人轻度认知障碍的第一发现人。

（周路路）

了解你，识别你，改变你
——关注轻度认知障碍

26. 认知功能的"守护人"

家庭医生，相信大家曾经在家人的口中听说过，在居委会的宣传栏中看到过，在新闻媒体的报道中了解过，甚至早就已经有了自己的签约家庭医生。家庭医生常常被称为"健康守门人"，下面让我们一起了解下家庭医生是如何发挥认知功能"守护人"角色的。

谁是家庭医生？

要成为一名家庭医生，首先他必须是一名全科医生，他不能"偏科"，需要具备内、外、妇、儿、五官科等多个专科的基础知识。家庭医生就像"福尔摩斯"，能够在熟练运用这些知识的基础上，将居民在生活、家庭、心理等各方面存在的能够潜移默化影响健康的问题综合考虑，为患者量身打造专属的健康管理方案。家庭医生往往是以家庭为单位进行签约，这样可以更好、更完全地服务居民家庭。他们还以社区为范围进行签约，因此每个社区居委常常有固定的一个或多个家庭医生进行服务。说到这里，你了解过自己所在社区的家庭医生是谁吗？

家庭医生往往以团队的形式为居民进行服务，这个团队中常常包含了社区护士、公共卫生医生、中医医生等成员，为居民提供全面、丰富的服务。有时候，根据服务对象的特点，家庭医生团队还会有康复医师、临床药师、口腔医师、心理治疗师、营养师、医务社会工作者等专业技术人员，以及健康管理师、学校保健医生、居委干部、社会工作者、志愿者等成员，他们提供功能性、专业化业务支撑，或承担事务性工作。

家庭医生能够提供什么服务？

家庭医生服务能够贯穿居民的一生，从襁褓中的婴儿到百岁老年人都是他们的服务对象，除了儿童和老年人，他们还将孕产妇、残疾人、慢性病患者等脆弱人群作为重点服务对象，当然普通人群也是他们的服务对象。他们是真正懂居民、陪伴居民一生的朋友。

家庭医生团队能够提供基本医疗服务，比如日常的门诊、住院、康复、护理、家庭病床、上门出诊等服务。他们还会为居民建立属于自己的个人健康档案，根据居民的不同特点提供孕产妇保健、儿童保健、慢病管理、传染病管理等公共卫生服务。每年家庭医生团队还会组织老年人进行体检，评估老年人的健康状况，发现问题及时进行干预和治疗，防止疾病进展。作为他们的签约居民，还可以享受到优先预约和优先转诊的服务，在日常的诊疗过程中，家庭医生发现有需要转诊的情况可以通过"绿色通道"转向上级医院，寻求专家的进一步诊疗。对于病情稳定、依从性较好的慢性病患者，家庭医生还可以酌情延长配药周期，开具"长处方"，减少反复配药的奔波。在药品服务方面，除了用药指导服务，有的地区还有药品配送个性化服务，上海市推出了"延伸处方"服务，对经家庭医生转诊至二、三级医院的签约居民，如果需要维持他们的治疗方案，在回到家庭医生这里就诊时，家庭医生可以根据专家制订的维持治疗方案开具相同药品，药品还会由专门的物流送到居民手上！

家庭医生如何"守护"认知功能？

对于有认知障碍患者的家庭，家庭医生们又是如何"守护"认知功能的呢？家庭医生拥有专业的知识储备和丰富的健康教育经验，因此，认知障碍家庭有任何医疗专业问题都可以寻求他们的帮助，他们会提供全面专业的疾病科普教育。对于疑似有认知功能减退家人的家庭，

了解你，识别你，改变你
——关注轻度认知障碍

家庭医生也会第一时间通过病史询问、体格检查、辅助检查和化验、问卷量表调查等多种形式相结合的手段进行疾病的初步筛查，确保每一次评估都精准。在日常生活中，我们生病了经常会有这样的疑惑：我应该看什么科的医生呢？应该去哪个医院看呢？有了家庭医生以后，这样的问题便迎刃而解，对于筛查结果阳性的居民，他们还会将其转诊到更专业的专家处进行诊断，并制订后续的治疗计划。在病情稳定后需要维持治疗的居民又可以回到家庭医生这里，家庭医生会根据居民的用药情况合理调整药物，并且通过长处方、延伸处方等形式调剂药品资源，既节省配药时间，又提高就医效率。家庭医生还可以根据居民的个人爱好、生活方式、家庭状况、经济水平等制订个性化非药物治疗方案，并且根据居民的需求和意愿来协调康复医生、康复治疗师、护士、营养师、心理治疗师等团队成员帮助居民认知功能的康复。在日常的每一次诊疗过程中，家庭医生以面对面随访的形式关注居民的认知状况，如果居民没有按时就诊也会及时进行电话随访，以便了解居民的认知功能变化，全方位"守护"居民的认知功能。

如何与家庭医生签约？

家庭医生服务是近几年兴起的促进人民健康水平的新型服务，由于各地经济水平和医疗资源分布等情况存在差异，不同地区的家庭医生服务可能存在一定差异。如果有需要，大家可以找到就近的社区卫生服务中心或卫生院，咨询当地的家庭医生服务开展情况和签约流程。

（翟佳燚）

27. 什么是"认知障碍友好社区"

近年来，在政府和社会各界人士共同努力下，认知障碍带来的负担问题已经得到了大家的重视。政府已关注到认知障碍人群的服务体系建设，医疗、民政以及社区公益组织也都一起行动起来，一方面想要延缓有高危因素的老年人进展为轻度认知障碍，另一方面也想要做好已患病老年人的康复工作，于是"认知障碍友好社区"应运而生。接下来，让我们一起了解这是一个什么样的社区，对于认知障碍人群，又如何友好？

"认知障碍友好社区"是一个新兴概念，社区中有配套的场地和硬件设施，也有专业的工作人员和志愿者们为认知障碍老年人提供"友好"的服务，还有广泛宣传并改变社会大众对于认知障碍的模糊认识。这个社区主要体现在以下几个方面的"友好"。

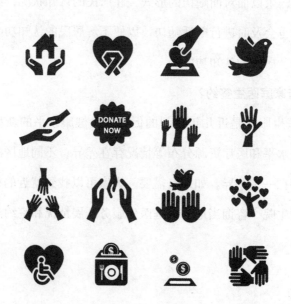

理念友好

在认知障碍友好社区建设的过程当中，始终秉承着"共建共享、全民受益"的理念。通俗点来说，就是人人都有参与建设这个社区的责任和义务，关爱并不歧视认知障碍患者，通过社区每个人的共同努力，使整个社会形成对认知障碍老年人充满关爱的氛围。

机制友好

认知障碍老年人的疾病进展程度不同，需求也不尽相同。有的需要生活照料服务，有的需要医疗服务，轻度认知障碍患者往往只需要居家服务，而认知障碍程度严重的老年人则需要机构的照料。民政部门、医疗机构、养老院、村（居）委、公益组织等都发挥着不同的职能，相互保持联络和合作，一起为认知障碍老年人提供"友好"服务。

环境友好

为方便认知障碍老年人认识周围环境、提高辨识度，居住、交通、公共空间等服务设施方面都需要经过科学设计。如果因为子女上班，家中认知障碍老年人无人照顾，社区还有"托老"服务，负责老年人的日间照料，甚至有的社区还提供专门针对这类老年人的床位。

服务友好

认知障碍友好社区的服务氛围也是"友好"的。社区里的工作人员都经过专业培训，还有真诚的志愿者为老年人提供生活和医疗帮助，甚至他们的语言、表情和肢体语言也有特别的技巧，只为给老年人一个"友好"舒适的氛围。通过科普宣传手册、短视频、社区活动中心交流等方式，认知障碍友好社区能够让患者、家属和社会科学地认识这个疾病，消除恐惧与歧视。如果发现自己可能存在小问题，你也可以找到专业的评估员，他们会建立你的个人档案并持续跟踪认知功能变化情况。

最后，这个社区不单单只对认知障碍人群"友好"，对他们的照料者同样"友好"。社区通过文化沙龙、科普讲座等形式为照料者提供专业的培训平台。照料者经常会有焦虑、抑郁等情绪，这里能够提供专业的心理疏导，也为众多照料者搭起了沟通交流的平台，让病友家属们互相鼓励、相互支持，缓解压力。

听到这里，相信你一定会想：这样"友好"的社区真的存在吗？当然！"认知障碍友好社区"经过了一段时间的探索，在上海已经逐渐全面铺开，你不妨去关注一下身边是否有这样的社区，相信在不久的将来，社会上的每一个社区都是如此"友好"的。

（翟佳燚）

了解你，识别你，改变你
——关注轻度认知障碍

第三章　改变轻度认知障碍

28. 有治疗轻度认知障碍的特效药吗

目前还没有可以治愈认知障碍的"特效"药物,但是,也有越来越多的研究发现一些药物可以帮助改善轻度认知障碍的症状并延缓大脑老化。这些药物大致分为两大类,一类为改善认知功能的药物,即"促智药",另一类为延缓认知功能衰减的营养补充剂,即"益智药"。

改善认知功能的药物——"促智药"

目前治疗认知障碍的药物主要有两大类。一类是乙酰胆碱酯酶抑制剂,另一类是兴奋性氨基酸受体拮抗剂。认知障碍患者及家人和照料者开药之前应先咨询医生。

乙酰胆碱酯酶抑制剂:人脑中有一类神经递质被称为乙酰胆碱,这类递质主要负责记忆信息的传递。脑内有一种酶被称为乙酰胆碱酯酶,它负责分解脑内的乙酰胆碱。乙酰胆碱酯酶抑制剂可以让乙酰胆碱的浓度升高,从而增加神经细胞之间的信息沟通,这可能会暂时改善或稳定认知障碍患者的症状。

乙酰胆碱酯酶抑制剂可帮助改善以下功能：①清晰思考的能力；②在改善日常活动中发挥作用，例如管理银行账户、交谈、穿着等；③减轻异常精神症状及行为，例如帮助减轻冷漠、幻觉、妄想等。

四种常用乙酰胆碱酯酶抑制剂（多奈哌齐、加兰他敏、卡巴拉汀和石杉碱甲）最常见的不良反应有腹泻、恶心、呕吐、食欲不振等，其他不良反应还包括头晕和噩梦。如果从小剂量逐渐增加，则不良反应的发生率较低。有哮喘、消化性溃疡、心率异常缓慢、癫痫病史的人要告知医生疾病情况，以决定是否使用乙酰胆碱酯酶抑制剂及采用什么剂量。

兴奋性氨基酸受体拮抗剂：盐酸美金刚是目前唯一的兴奋性氨基酸受体拮抗剂，谷氨酸是参与脑内学习和记忆的神经递质，盐酸美金刚通过拮抗脑内的谷氨酸受体来发挥改善认知功能的作用，目前只被用于治疗中重度的阿尔茨海默病认知障碍。

盐酸美金刚常见不良反应：可有轻微的头晕、口干、胃肠道不适及嗜睡等。对乳糖过敏、有癫痫病史或癫痫发作史、严重肝肾问题、严重膀胱感染者慎用。早上或晚上与餐同服或不与餐同服。

延缓认知功能衰减的营养补充剂——"益智药"

中链甘油三酯：有报道表明，在认知障碍早期，大脑葡萄糖代谢降低，可能会对神经细胞代谢产生影响。因此，增加神经元代谢的能量供应可能延缓认知障碍的进展。而中链甘油三酯作为神经元的替代能量来源，已被临床试验证明可以改善认知障碍患者的认知能力。

抗氧化剂：抗氧化剂可以清除人体内的有害自由基，而自由基参与了认知障碍的生理过程，这使得人们对抗氧化剂治疗轻度认知障碍产生了兴趣。常用的抗氧化剂有维生素 E、白藜芦醇等。目前没有维生素

E 可以改善认知障碍及延缓大脑衰老进程的有效证据。在健康的老年人中，补充白藜芦醇已被证明可以改善长期的血糖控制和记忆功能。

Ω–3：Ω–3 对于改善认知功能的益处已经被一些实验证实，但是要受到认知和健康状况、ApoE 基因型等因素的影响。研究发现，Ω–3 的作用与体内 B 族维生素发挥改善认知功能作用有关，当 Ω–3 水平在正常范围内时，B 族维生素对脑萎缩和认知能力下降的减缓作用就会增强。因此，这两种营养素的协同作用在认知障碍的营养素补充治疗中应该得到重视。

麦角生物碱制剂：尼麦角林有扩血管作用，可加强脑细胞能量的新陈代谢，增加氧和葡萄糖的利用，促进神经递质多巴胺的转换，从而增强神经传导，加强脑部蛋白质生物合成，改善脑功能。

脑细胞代谢复活物：代表药物为奥拉西坦、吡拉西坦等，可增加脑内能量储存，提高脑组织对缺氧的耐受性，还可降低脑血管阻力，抑制血小板聚集，提高脑组织血流量。研究证明，该类药物可降低神经细胞炎症反应，促进神经功能恢复，改善认知功能。

中草药治疗认知障碍有效吗？

在过去的几十年里，一些中草药已经被测试用于预防痴呆的发生或延缓其进展。银杏叶是目前研究最多、采用最多的治疗认知障碍和痴呆的中草药。相关研究已经证明，长期应用银杏制剂对改善认知障碍存在一定的益处，并且具有良好的安全性。此外，还有一些中草药制剂如地智一号、参乌健脑胶囊、养血清脑颗粒等都在尝试用于认知障碍治疗。

（张 慧）

29. 中医有助于改善轻度认知障碍

轻度认知障碍在中国传统医学文献中早有记载，如"健忘者，为事有始无终，言谈不知首尾"和"所过之事，转盼遗忘"。中医学理论认为，认知障碍的发病机制多为久病耗损、年迈体虚、七情内伤等夹杂风、火、痰、瘀等病邪，导致气血津液输布失常，肾、心、脾等脏腑功能失调，最终导致脑脉痹阻、髓海失充、脑失所养。

目前，轻度认知障碍的治疗尚无特效药物。但是近年来的很多研究表明，中医内治法和外治法均能在一定程度上改善患者认知功能及日常生活能力，而且中医传统养生功法具有一定的辅助治疗作用。

常见的一些中药通过不同机制改善轻度认知障碍。如银杏可以通过改善脑循环，达到改善认知功能的作用；远志可以提高机体抵抗力，通过清除自由基、抗氧化，起到提高认知功能的作用；石菖蒲可以开窍醒神；人参可以静心神、定魂魄、开心益智等。由此，目前已开发了许多中成药用于改善认知功能，如益智健脑丸、薯蓣丸、复方苁蓉益智胶囊、樟芝升百胶囊、补气脉通片、清脑复神液等。但使用中药不能千人

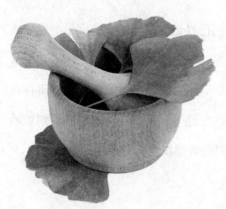

一方，需要辨证施治。如轻度认知障碍的中医证型有许多种，包括脾肾亏虚型、阴虚阳亢型、气血不足型、痰浊阻窍型、瘀血阻络型等。

另外，中医外治法中的针刺疗法可刺激大脑皮质，通过调节

了解你，识别你，改变你
——关注轻度认知障碍

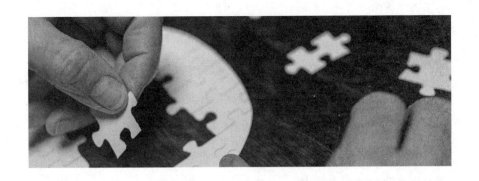

神经内分泌抑制神经组织及内皮细胞产生并释放内皮素，进而增加病灶局部循环血量，利于中枢神经系统功能恢复。针灸治疗认知障碍一般以头部近端腧穴配合循经远端取穴配伍为主，以肾经、督脉腧穴居多。而灸法可以温经通络，兼具补益之效，压灸百会穴，悬灸神庭穴、大椎穴，可达化瘀血、通脑络、填髓海、醒神智之功效。中医传统养生功法包括八段锦、易筋经、五禽戏及太极拳等，均要求锻炼者意念集中、心静体松、动作连贯，可有效预防痴呆的发生并改善患者临床症状，具有一定的辅助治疗作用。

（杨　蓉）

30. 如何"补脑"才能让我们的大脑好好工作

大脑是一个非凡的器官。它负责思考问题、解决问题、处理情绪、储藏记忆，协调五种感觉（视觉、味觉、触觉、嗅觉和听觉）和身体运动。由于需要处理这么多的任务，所以大脑需要大量的能量。大脑的基本工作单位是神经元，它是一种特殊的细胞，它们依赖于稳定的能量供应来发挥作用。正确的食物可以照顾好大脑并使它正常运转。错误的食物不能滋养大脑，甚至会加速与年龄相关的脑部疾病，包括阿尔茨海默病、认知障碍和记忆受损。

大脑最爱哪些营养素?

（1）蛋白质

蛋白质及其组成单位氨基酸是大脑从事智力活动的物质基础。如赖氨酸、色氨酸、亮氨酸等必需氨基酸，可以促进肾上腺素传递，提高记忆力，增强大脑皮质层兴奋与抑制的调节功能。

食物来源：易于消化吸收、营养价值高的优质蛋白有瘦肉、牛奶、蛋类、大豆等。建议动物蛋白和植物蛋白搭配食用，补充多种必需氨基酸。

（2）卵磷脂

卵磷脂是大脑中最多的脂类，它是构成脑神经、脑脊髓的重要物质，具有维护大脑细胞膜完整性、延缓脑功能退化的作用。它还可以溶解胆固醇，防止脑动脉硬化，促进血流畅通。此外，卵磷脂代谢后分解的胆碱能产生乙酰胆碱，有助于提高大脑记忆和思维能力。

食物来源：大豆、蛋黄、芝麻、花生、山药、核桃仁、蘑菇等。

（3）Ω-3 脂肪酸

Ω-3 脂肪酸为多不饱和脂肪酸，主要包含二十二碳六烯酸（DHA）和二十碳五烯酸（EPA）。其中 DHA 是大脑中不可缺少的物质，它可以促进脑细胞形成，改善神经传导，有助于改善记忆力，预防脑功能提前退化。

食物来源：鱼类、贝类，以及富含 DHA 的鱼油。

（4）碳水化合物

碳水化合物经过消化吸收后变为葡萄糖，通过血脑屏障，是大脑唯一的能量来源。脑组织中几乎没有糖原储备，大脑对血糖有特殊的依赖性，如果血糖不足，会造成大脑疲惫、脑昏迷等。

食物来源：谷类、米面、薯类、豆类，注意不要光吃肉、蔬菜等，而忽略碳水化合物的重要性。

（5）B 族维生素

B 族维生素具有维持大脑神经功能的作用，比如维生素 B_1 可以抑制胆碱酯酶活性，降低阿尔茨海默病的发病率。

食物来源：蔬菜、蛋类、坚果、粗粮、豆类、瘦肉等富含 B 族维生素。

（6）抗氧化剂

抗氧化剂如维生素 C、维生素 E 等可以清除自由基，保护神经系统免受伤害，延缓大脑细胞的衰老，进而降低阿尔茨海默病的患病风险。

食物来源：维生素 C 主要从蔬菜和水果中获取，而维生素 E 则广泛存在于玉米油、大豆油、谷类、坚果、蔬果、肉、蛋和奶中。

（7）γ–氨基丁酸

γ–氨基丁酸（GABA）是中枢神经系统中重要的神经传导物质，大脑中约 50% 的中枢突触以 GABA 为递质。研究表明，GABA 能进入脑内三羧酸循环，促进脑细胞代谢，同时能提高葡萄糖代谢时葡萄糖磷酸酯酶的活性，增加乙酰胆碱的生成，扩张血管，增加血流量，并降低血氨，促进大脑的新陈代谢，进而恢复脑细胞功能，对阿尔茨海默病的防治非常有帮助。

食物来源：哺乳动物的脑、骨髓，以及蔬菜、水果。

（8）叶酸

有证据指出，如果降低同型半胱酸水平，患阿尔茨海默病的风险可降低 50%。补充叶酸可以帮助同型半胱氨酸逆转为蛋氨酸，降低人体内的同型半胱氨酸水平，进而降低认知障碍的患病风险。

食物来源：牛乳、扁豆、菠菜、甘蓝、莴苣等。

（9）矿物质

钙可以调节神经递质的释放与神经元细胞膜的兴奋性，锌可以延缓大脑功能退化，调节神经传递速度，而铁和镁则可以有效促进大脑发育，降低认知障碍的发病率。

食物来源：钙可以从奶制品、豆腐、绿叶蔬菜等中获取，锌则可以从花生、生蚝、羊肉、猪肝、扇贝等饮食中摄入，动物血和瘦肉中含有丰富的铁，核桃、花生、豆类、荞麦、绿叶蔬菜中含有较多的镁。

这些食物伤"脑筋"

（1）重金属物质

目前已经明确，铝、铅、汞等物质对大脑细胞有毒害作用，其接触量与智力衰退和认知障碍发生呈正相关。

应尽量少吃或不吃：松花蛋、爆米花，受污染水域里的鱼类、贝类等食物。

（2）反式脂肪酸

不是所有的脂肪都有害，但是一种名为反式脂肪酸的特殊脂肪会让大脑反应速度变慢，反应质量下降。研究显示，大量摄入反式脂肪酸会引起认知能力下降，大脑体积缩小及记忆力变差。

黄油、人造奶油、奶酪、糕点、油炸食品、快餐都要尽量避开。

（3）酒精

长期过量饮酒会导致脑容量缩小，并且酒精可以干扰大脑用于沟通的神经递质，对人的记忆力和判断力产生负面影响。酗酒者还会患维生素 B_1 缺乏症，严重时会产生科尔萨科夫氏综合征（健忘症），表现为记忆丧失、意识模糊、站立不稳及间歇性失明。

综上所述，要想让我们的大脑好好工作，就要多吃"好的"，少吃"伤脑筋"的食物，这份"补脑秘籍"，您掌握了吗？

（张　慧）

31. 一日三餐怎么吃才"聪明"

饮食作为日常生活中必不可少的内容，不仅能够满足人们的体能需要，还对大脑健康和认知功能有着重要影响。大脑和其他人体器官一样需要充足的营养供应，一旦缺乏营养就会加速大脑的衰老。如今，已有大量研究显示健康饮食在大脑健康和预防脑退化方面起着关键作用，接下来我们就一起来看一看如何通过吃好一日三餐拥有健康年轻的大脑。

最"聪明"的饮食——MIND 饮食模式

在《美国新闻与世界报道》发布的 2021 年度最佳饮食榜单中，健脑饮食（mediterranean-DASH intervention for neurodegenerative delay，MIND 饮食法）位列第五。越来越多的研究发现，遵循 MIND 饮食，有助于改善认知功能，延缓大脑衰老速度。

MIND 饮食结合了得舒饮食（dietary approaches to stop hypertension，DASH 饮食）和地中海饮食（Mediterranean 饮食），强调摄入增强大脑功能的食物，如绿叶蔬菜、鱼和浆果，这些食物中含有丰富的维生素 E、叶酸、Ω-3 脂肪酸、β-胡萝卜素、叶黄素酯和类黄酮等营养素，有助于改善认知功能，促进大脑发育；同时限制食用红肉、油炸食品、糖果和快餐等食物，减少促炎和高糖高脂高盐食物，从而减少由食物带来的对认知功能的损害。MIND 饮食通过鼓励多吃 9 种食物，限制 6 种食物，来发挥食物中具有抗氧化、抗炎和神经保护活性的营养成分的作用，从而促进大脑健康，降低认知功能下降风险。

了解你，识别你，改变你
——关注轻度认知障碍

MIND 饮食具体怎么吃?

(1)鼓励多吃9种食物

• 绿色多叶蔬菜:建议每天吃一份绿叶蔬菜,如羽衣甘蓝、菠菜等,可以是炒菜、沙拉、汤等。

• 其他蔬菜:除绿叶蔬菜外,每天还应至少吃一份其他蔬菜,最好选择非淀粉类蔬菜。南瓜、马铃薯等均属于淀粉类蔬菜。

• 浆果:每周至少吃两次浆果,如草莓、蓝莓、覆盆子和黑莓等。就保护大脑健康而言,蓝莓是最有效的食物之一。

• 坚果:建议每天食用一份坚果。可以选择混合坚果,打包成小袋作为餐间零食。

• 橄榄油:以橄榄油为主要食用油。

• 全谷物:每天吃3份全谷物。最简单的方法就是把三餐的粥、饭、面都换成粗粮,消化系统比较弱的老年人可以一半粗粮一半细粮。

• 鱼:每周至少吃一次鱼,最好选择富含脂肪的鱼,例如鲑鱼、沙丁鱼、鳟鱼、金枪鱼和鲭鱼等。如果不喜欢鱼腥味可以吃鱼油。

• 豆类:每周四餐中应有豆类或豆制品,如豆腐。

• 禽肉:每周吃两次鸡肉或鸭肉等。

(2)限制6种食物

• 酒:最好是不饮酒,如果要饮酒,每天最多喝一杯葡萄酒。

• 红肉:每周不超过3份,包括猪、牛、羊肉及其肉制品。

• 甜品:每周食用甜点不超过4次。

• 黄油和人造黄油:每天不超过1汤匙。

- 奶酪：每周不超过 1 次，少于 40 克。

- 油炸食品：每周不超过 1 次。

表 13 MIND 食物选择·食用频率

食物	食用频率	食物	食用频率
绿叶蔬菜	每天	葡萄酒	每天 1 杯
其他蔬菜	每天	橄榄油	用油选择橄榄油
坚果	每天	红肉	不吃
浆果	1 周至少 2 次	黄油 / 人造黄油	1 天少于 1 勺
豆类	隔天 1 次	奶酪	1 周少于 40 克
全谷物主食	每天 3 次	全脂奶制品	尽量不吃
鱼	1 周至少 1 次	烘焙和糕点	尽量不吃
禽肉	1 周至少 2 次	油炸食物 / 快餐	1 周少于 1 次

● 包括　　● 不包括

　　总之，随着年龄的增长，大脑的老化是不可避免的，我们能做的是尽量减缓大脑老化的速度，预防认知障碍等相关疾病的发生。饮食作为影响大脑健康的一种因素，由我们自己来掌控，遵循 MIND 饮食，远离认知障碍，做"聪明"老年人！

（张　慧）

32. 茶和咖啡，哪个更有益于大脑健康

茶文化在中国源远流长，已有两千多年的历史。大多数国人都同意饮茶有助于保持良好的精神状态、帮助身心放松，茶是一种有益健康的饮品。

多项研究表明，茶中所含有的咖啡因、L-茶氨酸和儿茶素对提高认知能力很有益处。L-茶氨酸和咖啡因结合可以提高注意力和警觉性，对保持长时间的注意力和记忆力有着明显的正向作用。儿茶素及其衍生物，即茶多酚，具有抗菌、抗病毒、抗氧化、抗动脉硬化、抗血栓形成、抗血管增生、抗炎及抗肿瘤等多种作用。有研究表明，每日都饮茶者认知下降的概率较很少饮茶的人减少约50%，而在携带阿尔茨海默病风险基因的成年人中，经常饮茶者认知衰退的概率减少86%。因此，饮茶是预防和改善认知障碍的一种经济、有效的干预手段。

中国茶有数千种之多，根据制作工艺可以分为绿茶、红茶、白茶、黑茶、黄茶和青茶六大类。其中，绿茶提取物中含有的茶多酚类物质最多，饮绿茶也被证明是保护认知功能的重要因素之一。目前的各项研究表明，绿茶的饮用率越高，认知障碍类疾病的患病率就越低，这可能就是亚洲国家的轻度认知障碍及阿尔茨海默病患病率相对较低的原因。然而，需要注意的是，茶中含有大量的草酸，容易和随尿液排出的钙质发生化学反应形成草酸钙，进而引起尿路结石，因此饮茶要适量，并少喝浓茶。而且尽量不要空腹饮茶，避免出现头晕、心慌、精神恍惚等不适反应。

咖啡作为当今世界上消费量最大的饮品，进入中国已有数百年，

越来越多的证据表明，喝咖啡有益于健康，喝咖啡不但可以降低心血管疾病风险，还有助于增强记忆力，有利于改善认知功能，有助于避免认知障碍的发生。咖啡中含有的咖啡因，可以降低活性氧浓度，改善神经细胞炎症，使神经系统保持清醒和警觉。咖啡因可以减少脑部 β–淀粉样蛋白的积累，达到恢复记忆力，改善认知功能的作用。

那是不是摄入咖啡因越多越好呢？当然也不是。国外研究表明，饮用咖啡者轻度认知障碍的患病率低于不饮用咖啡者，但饮用咖啡者如果增加每日咖啡的摄入量，轻度认知障碍的发生率将会有所提高。此外，研究者发现 100 mg 咖啡因不能改善认知功能，而 200 mg 与 300 mg 咖啡因的积极效果基本相同，但 300 mg 咖啡因可能会引起如头痛和恶心等不良反应。因此，适量饮用咖啡，才可以延缓衰老，预防神经系统退化。

那么，茶和咖啡，哪个更有益于大脑健康呢？正如前文所介绍的，茶和咖啡均含有益于大脑健康的成分，如咖啡因、茶多酚等，具有相似的作用，大家可以根据各自的喜好进行选择，只要注意适量饮用，就可以起到延缓认知功能减退的作用。

（杨　蓉）

　了解你，识别你，改变你
　　——关注轻度认知障碍

33. 阿叔阿爸们，太极拳打起来

太极拳是一种中国传统的运动形式。它以武术为基础，涉及缓慢的动作和深呼吸，以太极的阴阳之理为理论依据，以中医学说为生理依据，能通经络、行气血、调五脏，功能全面，目前全球习练人数超过1.5亿。

练太极的好处

（1）提高人体神经系统的调节与支配作用，改善思维记忆功能

太极拳的练习，对中枢神经系统起着良好的作用，因为太极拳一开始，就要求体舒心静，排除杂念，注意力集中，用意不用力，这些都是对大脑活动的良好训练。太极拳练习能增加大脑神经内核糖核酸的含量，含量越高蛋白质合成越快，这就意味着接受能力和记忆功能的增强，特别是中老年人随着年龄的增长，记忆力减退，注意力分散，反应开始有些迟钝。通过太极拳的学习，可减缓大脑及身体衰老的进程，积极改善脑的思维记忆功能，同时是防止痴呆的有效方法之一。

（2）促进人体新陈代谢

老年人的很多疾病与新陈代谢的减慢是分不开的。因此，坚持打太极拳，对促进人体新陈代谢，降低血液胆固醇含量，预防动脉硬化有良好的作用。

（3）打太极拳可改善人体各个系统的功能

太极拳的动作，包括了各组肌肉、关节的活动，也包括了有节律均匀的呼吸运动，特别是横膈的运动。因此，它能加强血液及淋巴循环，减少体内的瘀血，是一种用来消除体内瘀血的良好方法。

从人的生理来讲，除精神因素以外，呼吸的快慢、身体的紧张等，

都能使人难以入眠。太极拳既要用心（脑）又要用体。通过太极拳的修炼，可以使人的神经和身体完全放松下来，不仅能使脑子在练拳时得到充分的思维锻炼，还能使紧张的身体和神经得到松弛。而呼吸和意识经过调节，则能达到息停念住（道教认为无息是真息，无念是真念），这时就会进入物我两忘、全身透空的境界，可使身体和神经得到松弛，从而改善睡眠。

打太极拳的注意事项

（1）下蹲不能太低

下蹲时膝关节的负重是自身体重的3～6倍，所以打太极拳时，下蹲的位置不要太低，也不要连续打好几套，以防膝关节负担过重加重软骨损伤。

（2）髌骨软化症或髌股关节炎的患者需要谨慎

太极拳看似舒缓的一蹲一起、一提一蹬等动作可能对髌股关节产生影响，因此，对于平时上下楼膝关节痛的患者需要谨慎选择太极拳的拳法，避免更多下蹲动作。

（3）避免单腿负重站立的同时进行下蹲和转身运动

单腿负重站立时重心和全身重量压在一条腿上，此时如果同时进行下蹲和转身运动非常容易损伤半月板。哪怕是缓慢的运动都有可能对老年人已经退变的半月板产生进一步的损伤。

（黄武全、张婷婷）

了解你，识别你，改变你
——关注轻度认知障碍

34. 阿姨妈妈们，广场舞跳起来

科学研究发现，经常跳广场舞，甚至能够逆转大脑衰老！

跳舞增强大脑功能

德国科学家在《人类神经科学前沿》杂志发表的一篇研究报告称：老年人经常参加体育锻炼可以延缓衰老过程中的脑力下降迹象，而其中跳舞的效果最好。为什么呢？因为跳舞锻炼到了身体的很多方面：触觉、视觉、感觉、力量、柔韧性、平衡性、肢体协调、情绪，以及记忆力等。简单来说，就是在整个广场舞的过程中，我们不仅要学习和记忆舞蹈动作，还要最大程度和其他人保持协调一致，整个舞蹈过程中身体和大脑都会处于活跃的状态，这会让大脑中七个神经行为区的神经同步性大大增强。在跳舞过程中，人体的肌肉会释放一种叫作鸢尾素的激素。这种激素能够促进人体代谢，还与大脑中神经元的产生息息相关，是运动提升大脑认知功能的关键调节激素。

跳舞延缓大脑衰老

经常跳舞的人，大脑的血液供应会增加，大脑中灰质体体积萎缩也会得到有效延缓，甚至还能改善大脑中海马突触的可塑性。在前面的内容中，我们已经知道了大脑萎缩，以及海马体对认知功能的重要性，相关研究也证实了跳舞可以大大降低痴呆的发病风险。此外，还把跳舞和其他运动及社交活动等项目进行对比，发现跳舞对延缓大脑衰老的效果比其他运动、社交活动都要好；而且广场舞使用的音乐节奏感较强。节奏感强的音乐会让人忍不住跟随节奏一起律动，律动节奏能够增强大脑的执行力和活动力，通过促进剧烈运动来改善大脑的衰老。

舞蹈对心理的积极影响

广场舞配乐都倾向于欢快且节奏感强的歌曲或舞曲，这种律动节奏有助于提高认知。此外，欢快的氛围更容易感染情绪，使人在跳舞的过程中处于开心和欢乐的情绪中，这种情绪更容易扩散及渲染，也会减轻新加入者的羞涩感。

跳广场舞前的准备工作

广场舞之所以受人欢迎，不在于它编排得有多专业、动作有多美观，而在于容易"上手"。但即便是简单的舞种，也可能出现运动损伤。因此，广场舞爱好者在参与运动之前要做好各项准备工作。

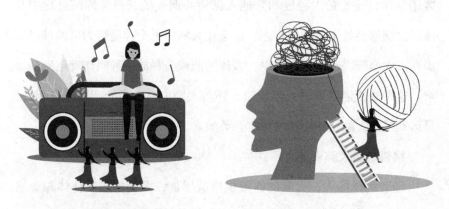

（1）运动前热身

广场舞的热身可以选择较为舒缓的舞蹈曲目，运动时可以保持舞步缓慢、幅度较小，配合自然轻松的呼吸。热身运动也可以选择较为柔和、轻松舒缓的动作。一般热身时间为5～10分钟。

（2）学会应急处理

一般情况下，跳一些音乐节奏较快、舞步动作幅度较大的广场舞曲目时，血压有异常波动或者血糖偏低的参与者容易出现头晕、头痛的

了解你，识别你，改变你
——关注轻度认知障碍

感觉。为了避免出现大脑供氧不足，建议这部分广场舞参与者及时调整运动强度，做呼吸调整运动，但要注意不能立刻暂停运动进行仰卧休息。

肌肉拉伤在广场舞运动中也较为常见。一旦发生应立即进行冷敷处理，然后进行加压包扎或用一些快速缓解的外用药，如云南白药喷雾剂等。处理完受伤部位后尽量使肌肉保持松弛的状态，进行固定并休息。

（3）运动后放松

广场舞运动后要尽量进行积极的整理、放松运动，主要包括韧带的静力性牵拉练习，放松肌肉、关节的伸展运动（包括揉捏肌肉、抖动关节，一些大肌肉群可以采取敲打的放松动作）。

（黄武全　姚晴雯）

35. 肠道"动"起来，认知"好"起来

你有听说过人体内的"第二"大脑吗？

"第二"大脑藏在哪里？

人体微生物的三大聚集场所分别为皮肤、口腔和肠道，其中80%存在于胃肠道内。它们与人体有着紧密的互惠共生关系，构成了人体最大的微生态系统，它们会随着人体心理和生理压力的变化而发生改变，因此也被称为人体的"第二"大脑。

"第二"大脑如何沟通？

肠道微生态与大脑之间存在着一个叫作"微生物－肠－脑轴（MGBA）"的双向信息调控系统，主要由中枢神经系统、自主神经系统、下丘脑－垂体－肾上腺轴、肠道神经系统等结构组成，它的存在确保了两个"大脑"之间可以远程调控进行有效的沟通，从而维持机体的稳态。

大脑作为高级中枢自上而下调控着肠道微生物群，通过释放神经递质参与调节肠道的局部免疫和通透性，促进肠道微生物与大脑的双向互动。与此同时，肠道微生物群作为共生菌对机体健康同样发挥着重要作用，肠道微生物群及其产生的大量不同代谢产物通过多种途径自下而上参与中枢神经活动，直接或间接影响大脑功能与行为，其中有害的代谢物通过改变肠上皮及血脑屏障的通透性，使得外周及中枢发生炎性反应。

"第二"大脑如何运作？

在生理状态下，机体肠道菌群处于相对稳定状态，可确保机体的健康。肠道微生物群是胃肠道营养物质和代谢物提取、合成、吸收等基

了解你，识别你，改变你
——关注轻度认知障碍

本过程的调节者。它们可以降解食物中的碳水化合物来给宿主提供能量、促进营养物质的消化吸收，还参与多种物质代谢，同时肠道微生物的定植能够作为生物屏障保护机体免受病原体的侵袭。

但当肠道微生态平衡被打破，便可引发多种疾病或加重病情。肠道微生物群的多样性及其组成的失衡导致肠道完整性缺失和功能受损，由此导致与大脑之间的信息沟通障碍和神经系统功能异常，最终可诱发一系列神经退行性病变的发生和脑认知功能的退化。肠道微生态在认知障碍的发生、发展及治疗过程中扮演了重要角色，肠道菌群失调是神经退行性疾病的重要危险因素，调节肠道菌群有助于延缓认知障碍的病程！

运动如何帮助"第二"大脑

运动可促进肠道碳水化合物发酵分解成短链脂肪酸，调节肠道免疫反应，减少肠道炎症的发生，减轻压力对肠黏膜屏障功能的影响。运动还可以增强肠道菌群适应性，调控肠 – 脑间的信息传导，改善认知功能，减缓老年人的认知功能下降。

适宜运动在维持肠道血流、调节胃肠动力、改善胃肠道功能等方面作用显著，有益于塑造良好的肠道微生物环境，改善肠脑神经联络。相反，较大强度的运动或超过 90 分钟的运动，则会导致机体血液重新分配，使内脏血流比重下降，肠上皮供血减少，可能破坏肠道微生物群的平衡。

（马　佳）

36. 认知刺激保卫脑健康

轻度认知障碍患者面临三种转归，一种是维持轻度认知障碍状态，一种是恢复到正常认知状态，还有一种是转为痴呆。其中，轻度认知障碍每年进展为痴呆的概率为10%～15%，高于正常老化人群进展为痴呆的概率（1%～2%）。患者是否转为痴呆，认知干预扮演了非常重要的角色，认知刺激疗法就是最常见的认知干预措施之一。

认知刺激疗法（CST）是一种非药物疗法，主要是在社会性的环境中，以小组形式，开展一系列刺激思维、注意力和记忆的有趣活动，从而改善患者认知和社会功能的综合性心理社会干预方法。认知刺激疗法能够活跃轻度认知障碍患者的思考、记忆和社交能力，提升患者社会参与度、人际关系及生活质量。认知刺激多以团体形式开展，通常具有娱乐性，但此种形式受资源、个体喜好等影响较大，由此演变的个体认知刺激疗法更常见，下面介绍几种简便易行的认知刺激疗法。

（1）注意力练习：在一张方形卡片上画上1 cm×1 cm的25个方格（注意：方格必定是要这个尺寸的），格子内任意填写上1—25共25个阿拉伯数字。训练时，请求被测者从1开始，边念边指出相应的数字，直到25为止。同时诵读出声，施测者在一旁记载所用时间。数完25个数字所用时间越短，注意力水平越高。每表按字符顺序，迅速找全所有的字符，平均1个字符用1秒钟成绩为优良，即9格用9秒、16格用16秒、25格用25秒。每日练习5分钟，就能大大改善注意力。

（2）记忆力练习：包含工作记忆、延迟记忆、联结记忆、空间记忆等。如在读书看报或者通过手机电脑浏览新闻时记住相关的数字、新鲜的词汇；或者借助家里的扑克牌进行刻意练习，每次将3～5张扑克牌看过后背面朝上放于桌面，然后回忆每张扑克牌的数字和内容；或者回忆并讲述近一周发生的事情、近期看过的电视剧情节、记忆喜欢的歌曲歌词、练习记忆常见明星演员的面庞和名字配对、出门前后回想此次行程的路线和路名等，这些都有助于增强记忆力。

（3）语言力练习：包含理解、复述、命名、流畅表达等。如果有一定的语言基础，你可以尝试学习一门新的外语，跟着音频、视频进行重复的练习有助于神经突触的生长和连接；你也可以和儿孙进行词语接龙活动，寓教于乐，共同进步；同时，你可以进行命名训练或者复述句子、听指令做游戏等活动，利用大脑的神经可塑性，在任何年龄学习一项新知识，都可以让大脑保持活跃和运转。

（4）思维力练习：包含形象思维、逻辑思维、抽象思维等。绘画和拼图都是不错的形象思维训练；词语配对联想，整理老照片并进行分类，使用鱼骨图、气泡图、思维导图等工具对过往的事情进行总结，观看感兴趣的悬疑、侦探类书籍及影视剧等都可以锻炼逻辑思维能力；读书看报、做笔记、写日记、多思考、多交流都可以锻炼抽象思维能力，抽象思维的核心是通过大量的现象提炼出本质。

（5）感知觉练习：视觉、触觉、听觉、嗅觉、运动觉都属于感知觉，感知觉训练是指根据感觉统合理论（大脑接受外界环境的刺激后将各种感觉信息进行多次分析、综合、整理并做出应答）进行训练，以促进大脑功能的可塑性发展。受试者练习分辨不同的颜色、观看画展、随着季节的变化去观察大自然的颜色变化都属于视觉练习。麻袋摸物、手指操、抓物游戏、抹布擦身游戏等都属于触觉练习。听音辨符、听音乐说歌名、听乐器声猜乐器名称等都属于听觉练习。老年人因为嗅觉功能减退且影响嗅觉的干扰因素较多，此类练习较少，但可以在日常生活中练习分辨不同的气味以延缓嗅觉减退的速度。运动觉是对身体各部位的位置和运动状况的感觉，也就是肌肉、肌腱和关节的感觉，即本体感觉，常见的适合老年人的太极拳、八段锦、五禽戏、五行健康操（表14）、气功等传统运动，动作柔和缓慢、松紧结合、动静相兼、节奏适中且需要全身各部位协调运作，对运动觉的锻炼非常有帮助，很适合轻度认知障碍患者改善认知功能。

表 14 五行健康操动作要领

动作名称	动作要领
拍打天门	双手放于额头，五指并拢，手部向额上方发力，呈抓爪状，膝关节微曲，跟随音乐节奏拍打额部
双龙吐株	双手臂保持半弯，双手握拳，放于下颚位置，手部动作同拍打天门
前摇后摆	双手张开，手臂举起置于胸前，五指握拳，双下臂向身体两侧用力甩，上下反复
开合虚掌	双手握拳置于胸前，向身体两侧按照由内至外的顺序画拳，然后在腹部合上
排山倒海	双腿叉开，双足与肩齐宽，双臂弯曲，随音乐左右摇摆
拍掌扩胸	两手臂弯曲，随音乐节奏拍掌，再捏掌向后拉，反复进行
龙飞凤舞	髋关节向身体左侧扭动，同侧手臂向上展开，手掌自然垂直，右侧手臂保持屈曲，五指握拳，置于胸前，目视前方，跟随音乐左右侧转换
扭转乾坤	双手交叉，以鼻梁为界，由下向上，按照四个节拍手心逐渐向外翻转

了解你，识别你，改变你
——关注轻度认知障碍

（续表）

动作名称	动作要领
花开富贵	两手半弯，置于胸前，先向里用力翻转，再向外用力翻转，膝关节微曲，反复进行
鲤跃龙门	双手半握，置于身体双侧，双脚尖贴地，脚跟微抬 30° 左右，跟随音乐做类似起跳动作
螳螂捕蝉（左）	左脚向前迈出，身体重心略微前伸，手指握拳，手臂向前伸出，手掌展开，反复进行
螳螂捕蝉（右）	方法同左侧，为右脚向前迈出
物转星移	双手置于左侧腰部，手心向下保持握拳，在转至右侧时展开，左右反复
天女散花	身体重心后移，腰部向左侧扭转，髋部保持不动，双手向下呈抓合状态，左右交替
上下天梯	双腿自然分开，伸直手掌，手臂向上曲折，并左右摇摆，转移至下方
同心协力	双手握拳，一收一伸，伸手时握拳，收手时松开
凤阳花鼓	双手置于胸前，握拳，跟随节奏做打鼓动作
空腾虎跃	双手掌心向上，由小腹向上伸出，并配合膝关节微曲

认知干预通过长期不断从外界给予脑神经刺激提高神经元活跃性，它的实施是一个长期的过程，需要持续不断的重复练习才能长久持续改善认知功能。当做某一项练习时，实际上锻炼了多个认知功能区域，所谓"一举多得"，所以赶快行动起来吧！

（周路路）

37. 跟我一起认识认知康复

你是否常听说脑卒中后的患者需要神经康复锻炼才能更好恢复？你大概也听说过骨折术后肢体康复锻炼有利于恢复？对于轻度认知障碍患者来说，认知康复也很重要。

认知是指人们获得或应用知识，以及信息加工的过程。轻度认知障碍患者对这个信息加工处理的过程有轻度问题，适当的认知康复治疗有利于修复受损的认知力。认知康复是较为综合的认知提升措施，一般采用多种康复手段联合治疗。认知康复的主要干预对象是因认知障碍影响日常生活的患者，通过医生和照顾者协作，采用个体化的干预手段，改善患者的行为问题，从而提高患者的生活能力和生活质量。

认知康复的特别之处在于它以个体特定的受损的认知能力为出发点，并以患者为中心设计干预方案。认知康复可以在保存增强已有的认知功能基础上，最大限度恢复缺失的认知功能，更加重视提升日常生活能力，主要目的是提高患者的生存质量和生活体验。认知康复主要有四种方式。

（1）通过辅助外部手段代替患者的一部分功能，例如使用记忆支持系统即笔记本、日历、备忘录、提醒事项等改善患者的日常生活活动能力。

（2）通过直接训练患者的日常生活活动能力，增强特定的功能，例如做家务劳动、增强社会交往、鼓励自主出行、练习财务管理能力，同时也可以与认知刺激的练习项目相结合，以间接改善患者的主观生活体验和认知功能。

了解你，识别你，改变你
——关注轻度认知障碍

（3）计算机辅助下的认知康复：借助计算机进行认知康复，如通过认知训练软件（如智能声音等）进行认知训练；通过娱乐游戏软件实现人机互动从而改善认知力；这样不仅可以训练注意力、记忆力、执行力、计算力、定向力等认知能力，还可与日常功能训练、运动训练等相结合，起到多方位康复的效果。

（4）认知障碍康复机器人：人工智能快速发展，机器人应用的场景越来越生活化。认知障碍康复机器人通过与患者进行交互，增强患者对周围环境的感知能力，最终引导患者完成特定的认知交互任务，实现患者的认知康复训练。

（5）虚拟现实下的认知康复：虚拟现实认知康复训练主要指通过模拟真实事物空间等的虚拟环境，经传感器等设备使患者感受并投入到该环境中，是实现与虚拟认知环境进行直接自然交互的新型康复技术。促使患者沉浸在计算机技术实时数据产生的三维网络环境中，经各种活动游戏反复训练，从而不断提高思维、记忆力、注意力、协调能力等认知功能。

综上，认知康复通过综合手段进行康复训练，让患者、照料者、家属都积极参与到认知康复活动中来，创造有利于患者主动学习和被动学习的环境。通过环境的改变使患者学会应用相关的知识与技能，不断提高社会支持系统的支持，从而提高患者功能水平、改善患者生活质量。

（周路路）

38. 给"大脑"听听音乐吧

本节我们将探讨一种较为轻松的认知障碍干预方法——音乐干预。音乐干预作为一种实用性强的非药物干预方式，已被证实能够有效延缓老年群体的认知功能受损。音乐不仅能提高大脑的认知功能，改善记忆能力，还能够调节人们的情绪、愉悦身心。

音乐可以通过抗凋亡和改善神经营养因子表达修复，促进神经发生、再生和神经元修复，这样就可以增强大脑的可塑性。

音乐可以通过调节脑电波改善认知。通过音乐刺激，大脑中内啡肽的分泌增加，诱发大脑 α 波增加，而大脑 α 波的功率值越大，越有助于个体注意力的集中，从而使大脑逐渐从嗜睡状态过渡到放松性警觉状态，进而达到改善认知功能的效果。

音乐还可以通过改善人的情绪进一步改善认知。多巴胺是一种与认知功能关系密切的神经递质，而听音乐可以使与奖赏有关的大脑回路直接得到激活，促使皮层下通路释放多巴胺，进而带来愉悦感并改善个体的注意力、执行力等认知功能。有研究表明，配合有规律地击打乐器

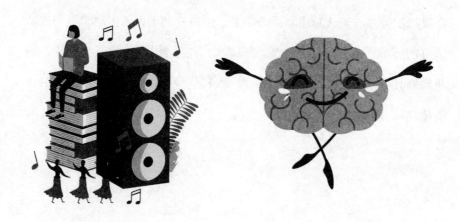

的音乐干预还能够刺激老年轻度认知障碍患者的神经元连接，改善其前额叶认知功能。由此可见，音乐疗法对于注意力、执行力等认知方面有很大的改善作用。

音乐干预对老年认知障碍者认知能力的改善也可通过抗焦虑和抗抑郁作用实现。除了大脑的永久性神经病理学改变外，老年认知障碍者的认知功能还可能受到情绪状态的影响，如负性情感状态。大量研究均表明，焦虑和抑郁症状的存在与认知功能成负相关，焦虑、抑郁症状带来的疲乏感及注意力难以集中都可能影响到患者的认知功能。而听音乐可以参与内分泌调节等多种生理活动，抑制神经元放电，从而调节人的情绪，减少紧张和焦虑。因此，听音乐可以使人放松心情，从侧面改善认知功能。

因此，听音乐对改善认知有很大的好处。也许你不爱听音乐，或者先前没有时间听音乐，但是当你发现自己的记忆力、执行力随着年龄的增长在减退时，那么请让自己放松下来，给"大脑"听听音乐吧！

（刘亚林）

39. 打麻将可以延缓轻度认知障碍吗

麻将是中国古代发明的一种博弈游戏，打麻将不仅要求记忆能力和复杂的概率计算，还要察言观色，猜对手们手上是什么牌，才有机会于牌局中胜出。老年人需要快速地反应和思考。打麻将属于一种认知刺激，而认知刺激活动会使额叶皮质和海马体等功能区域被激活，使大脑皮质产生可塑性变化。这有助于大脑保持活跃状态，锻炼脑细胞反应能力，预防海马体萎缩，促进脑代谢，保持头脑灵敏，此为"动脑"。光动脑还不够，还要结合手部动作——洗牌、推、搭、摸、打、碰、杠等，此为"动手"。在这小小的四方麻将桌上，手随身动、身随心动，手脑协调在此刻被发挥得淋漓尽致。有研究指出，随着麻将活动增多，轻度认知障碍的患病率降低。因此，我们提倡老年人适度打麻将改善认知功能。

除此之外，攒麻将局经常遇到"三缺一"，必然要呼朋唤友。其间，人与人之间的关系也逐渐热络起来，打麻将集合了"聚会＋聊天＋消遣"等多种娱乐功能，在麻将桌上唠唠家常，吃了什么，最近社会上或者小区里有啥新闻，各家子女工作如何，孙辈孩子状况如何，给孤独寂寞的人带来了许多欢乐，而愉悦的心境对于健康而言是非常重要的。

打麻将还可以降低抑郁的风险。很多老年人的子女要工作，还要照顾自己的孩子，陪伴他们的时间很少，日常给予他们更多精神支持的反而是这群"牌友"。很显然，打麻将是一种社会参与度很高的社交活动，社会参与度高的老年人，抑郁、痴呆、死亡的风险都会大大降低。

但是，打麻将也有很多需要注意的地方。

首先，我们提倡的是"快乐麻将"，就是不赌钱，保持平常心，避免情绪波动太大。其次，不要长时间打麻将，如果大脑长时间处于紧张状态，脑部充血，会出现头昏、眼花、肢体麻木等不适症状，不利于全身血液循环，久坐容易导致腰肌劳损甚至下肢深静脉血栓的形成，甚至可能造成肺栓塞，危及生命。建议打麻将时选择有靠背的椅子，在腰部放一个靠枕，这样可以降低肌肉、肌腱和骨骼的压力。最后，长时间低头容易引起颈椎疲劳，所以一定要控制打麻将的时长，或者多约几个人，大家轮流上桌，每隔一两个小时起身走走，活动一下肢体，呼吸新鲜空气，多喝水，按时吃饭。

　　综上，打麻将确实有益于认知功能，可以改善计算力、推理力、记忆力等，更可以丰富社交，愉悦心情，延缓轻度认知障碍，但是一定要注意健康打牌。

（刘亚林）

40. 面对轻度认知障碍，家属该怎么办

接受事实

一些患者或者家属在得知轻度认知障碍诊断后一时不能接受，甚至会感到伤心和抑郁。其实可以换一个角度考虑：早发现是好事，毕竟早期阶段的认知干预效果较好，而且方式多样。早些了解认知障碍的知识有利于将来更好地照顾轻度认知障碍患者，减轻照料者的压力。

积极康复，学习照料知识

不管是医生、患者还是家属，都希望能够协助患者早期干预，尽量恢复患者的认知功能。因此，医生和家属应支持患者积极进行认知刺激、认知康复和认知训练。家属应积极参与认知干预，了解疾病相关知识（表15）。接下来主要从日常生活照料和居家环境设置两方面介绍。

（1）日常生活照料：总的原则是提供以患者为中心的个性化生活照料措施，最大限度地利用患者的残留功能促进和维持独立能力，鼓励患者做有意义、感兴趣的活动，采取健康平衡的饮食，养成规律运动的习惯。

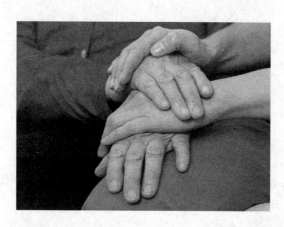

了解你，识别你，改变你
——关注轻度认知障碍

表 15 轻度认知障碍照料者日常照料注意事项

序号	基本日常生活能力	工具性日常生活能力
1	**进食和饮食**：照料者应提供愉悦的就餐环境和合理膳食，并根据患者的饮食喜好提供食物	**购物**：鼓励患者自主选择合适的商品并采用购物清单的方式购物，照料者可协助付款
2	**穿脱衣物**：简化对衣物的选择，鼓励患者自主穿脱衣	**驾驶和乘车**：轻度认知障碍患者需要照料者陪同驾驶，乘坐公共交通工具时照料者可提前协助其规划好交通路线，陪同找到站台
3	**梳洗能力**：鼓励并指导患者完成梳头、刷牙、剪指甲等清洁过程，定期检查患者的牙齿或者义齿，注意口腔卫生	**烹调食物**：引导患者准备烹调的材料，必要时给予提醒和帮助，确保烹饪过程安全
4	**外出活动和运动**：以长期有规律的有氧运动和抗阻力训练为基础，如散步、慢跑、广场舞、太极拳、健身操等，量力而行，循序渐进	**使用电子设备**：了解患者使用手机或电脑的习惯，鼓励患者自主拨打、接听电话，自主浏览网页
5	**洗澡和皮肤清洁**：尊重患者习惯，营造舒适的洗浴环境，定期洗澡或搓澡。可简化洗澡流程，正确使用润肤乳保护皮肤，注意有无皮肤损伤	**日常用药**：督促患者按时服药，避免药物过量或误服药物
6	**如厕和失禁**：对轻度患者鼓励其独立如厕，对有困难者可提供诸如增加标识、改造厕所环境等措施，必要时可使用纸尿裤或防水床垫，定期更换和清洁床上用品	**财务管理**：提醒或帮助患者处理日常的账单，了解其处理财务的能力，帮助患者料理财务问题

（2）居家环境设置：随着认知功能的减退，患者对环境的定向力

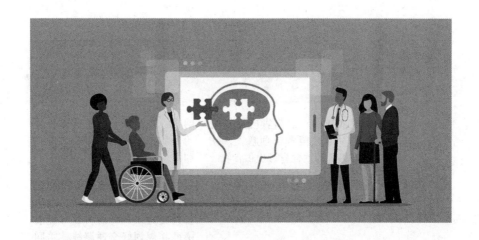

和适应能力越来越差，不但容易发生跌倒和走失，而且环境不熟悉、环境中的不当刺激都会给认知障碍患者带来不安全感，并可能诱发激越行为。因此，应为认知障碍患者设置友好的居住环境。

防跌倒、防走失、防意外伤害：家具尽量简洁，减少杂物和尖锐的转角，地面使用防滑材料，活动区域避免台阶，避免铺小块地毯，防止绊倒。建议在马桶旁和洗浴设备旁安装扶手，在卧室、过道和卫生间安装感应式夜灯。用现代电子产品，如门窗感应装置、远程报警系统、电子定位装置等防止患者走丢。

管理好危险物品：将有毒、有害、锐利或易碎的物品锁好，如药物、刀具、剪刀、玻璃器皿、清洁剂、过期食物、筷子、牙刷；安装煤气、电源安全和报警装置，建议平时将煤气或天然气的阀门关闭，收好厨房中的调味品，避免患者误食；关闭小家电的电源，如烤箱、微波炉、电热水壶，调低热水器的加热温度。

维持环境的稳定性和熟悉性，避免突然变换：认知障碍患者尽可能生活在自己熟悉的环境中，必须变换住所时，尽量在居室内保留熟悉

了解你，识别你，改变你
——关注轻度认知障碍

或喜欢的物品，如小件家具、老照片、图画、纪念品，帮助患者辨识周围环境。

设计定向线索，帮助患者进行时间和地点定向：在卧室、客厅、餐厅等活动区域的醒目位置，放置大的钟表、日历，帮助患者辨识时间；将日常用品放在固定、醒目的位置，在柜子、抽屉外面贴上标识。

提供适当的感官刺激：包含光线刺激、色彩刺激、声音刺激、触觉刺激、嗅觉刺激。活动区域应维持明亮而均匀的自然光或人工光源，避免炫光，避免光线过于昏暗，将镜子安置在不易产生反光处。悬挂或摆放色彩明亮的照片、图画、装饰物及花草等。播放患者喜欢的音乐、戏曲、相声等。每天定时开窗通风，去除室内的异味，保持空气清新。

维持隐私性和社交性：注意保护患者隐私，为患者提供生理和心理上的安全感，根据认知障碍患者之前的生活习惯，为其提供属于自己的空间。鼓励患者与亲戚、朋友定期见面、参加聚会等。

长期坚持，关爱自己

认知障碍是慢性退行性疾病，认知干预和日常照料会持续存在，照料过程会给照料者带来很多的困难和困扰，甚至影响到照料者的身体健康和心理健康，所以照料者在照顾轻度认知障碍患者的同时，不要忘记关心自己。

（周路路）

41. 和"老小孩"沟通的小妙招

日常生活中，因认知障碍老年人的认知功能受损，记忆力下降而引起的交流障碍给照料者造成了很大的困扰，而有效的交流对提高认知障碍老年人的生存质量至关重要，除了要运用"尊重、真实、移情"等一般性的交流技巧外，还要运用一些特殊技巧。

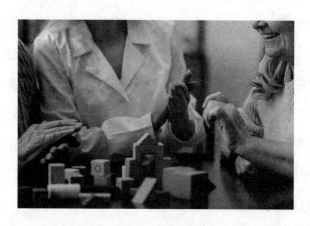

认知障碍老年人普遍存在以下沟通问题：忘记自己或别人说话的内容，但会经常并重复谈及往事；难以找到适合的字词表达自己或难以抒发自己的情绪；讲话流畅却言不成理，没有明确的内容；不能完全明白他人的说话，或只能掌握部分意思；误解别人的表情、语气或动作的意思；忘记正常社交的礼仪，所以会打断别人说话、不理会说话的人、不回应别人；书写和理解文字的能力减弱。

正是因为认知障碍老年人在与人沟通过程中存在上面这些问题，所以被称为"老小孩"。接下来，我们就来学一学与"老小孩"沟通的一些特殊技巧。

了解你，识别你，改变你
——关注轻度认知障碍

（1）不提"记得吗？"

面对"老小孩"重复地问同一个问题，要有技巧地回答，不要作不耐烦的回应，如"你已经问了很多次""记得吗？"等，应耐心地重复回答，或用其他提示，如把答案写在纸上，放在他们眼前。

（2）多表示赞同

留心观察他们的表情、语调及动作，如开心、痛苦等，以便适当地予以反应或提示。多进行鼓励和认同，有助于保持流畅沟通。在交谈时，站在他们面前，用清晰、温暖的语气说话。使用简单的句子，给他们足够的时间来回应。不要反驳他们说的话，也不要像对小孩那样对他们说话。

（3）放慢说话速度

说话时语调尽量平稳缓慢，如老年人有听觉问题，可让他使用助听器并面对他说话，而不宜高声或急促说话。交流过程中避免受到噪声（如收音机和电视机）的干扰。必要时给他配备合适的眼镜、助听器等辅助工具。靠近他的身旁说话，保持眼神接触。

（4）一次只说一件事

说话时要保持声线轻柔，但需确保患者接收清楚。说话速度要慢，句子要短而精简，每次只触及一个范畴，可以谈及一些老年人容易记得的事情，或者是一些每天都遇上的事，例如日期、天气等。

（5）一次只问一件事

问题要简单，一次专注于一个主题，他们可能无法同时理解两三个话题。如果提出问题，要确保他们可以通过简单的"是"或"否"来回答。让他们也可以参与对话，例如可以问："今年天气转凉是不是早了？"

（6）要配合肢体语言

对话、字句并非唯一的沟通方法，应多着重于其他非语言的沟通方法，如身体接触、说话语气；当患者不能明白时，照料者可用身体语言来辅助患者表达或理解。要细心聆听及学习体会患者的情绪和感受。使用实物或多做示范能帮助患者掌握意思。轻抚及握着患者的手，可以使他们保持专注和感到被关怀。

（7）保持尊重

观察他们的非语言动作是否提示其他信息，不管他们说的是什么。也许他们说的话背后还有其他的感受。不要将患者当作小孩看待。老年人虽然未必完全明白别人的话语，但他们仍会有自己的情绪和感觉，所以应保护他们的尊严及自尊心。就算认为老年人不明白，也要避免他们在场时跟别人谈论他们的情况。

（8）应该多用"小动作"，辅助话语

若患者找不到适当的字词去表达自己，照料者可以尝试推测他们的意思或协助他们用其他字词去表达。若患者真的找不到合适的字词表达，照料者不要立即提供答案，相反可以提示、引导患者做一些"小动作"，例如："你正在喝一杯……"，又或是"你每天都用它来清洁牙齿"等。有时加以形容，或利用实物都可以让患者更易明白，促进彼此沟通。当患者表达出现困难，可提供一至两个词语作选择。

（9）在做下一个动作前，你要先说出来

将指令简单化，例如指示他们穿衣服时说："穿上外套"，而不是说："穿上裤子和外套，然后外出吃饭。"若患者未能完成一个指示，可将它再细分为一个一个步骤，并让患者专注一个步骤，照料者亦可作示范。在未完成一个动作前，不要给患者新的指示，因为新的指示会导致患者混乱。

（10）让他们用物件来说故事

利用实物及图像帮助患者记忆，亦有助于对话。如旧照片可帮助患者唤醒记忆；音乐是沟通的绝佳渠道，除了可以唤醒记忆之外，亦有助于舒缓情绪。

有很多方法可以帮助"老小孩"更有效地沟通。重要的是要记住，你怎么说往往比你说什么更重要，耐心和同理心是关键。

（张　慧）

42. 照顾轻度认知障碍家人也别忘了关心自己

轻度认知障碍患者虽然日常生活可以自理，但是照料者需要帮助患者维持或改善工具性生活能力，如处理财务、乘车、做家务、使用家电、服药等。这些照料可能会给照料者带来一定的困扰。

居家照护认知障碍患者是一件苦差事，因为这是一件长期、持续、孤独的事情，日夜不间断的照料使照料者身心俱疲，甚至出现精神心理问题。居家照料者往往缺乏必要的心理准备和照护技能，在承担长期、高负荷照护的同时，还要设法应对以上提及的患者可能出现的异常情绪和行为，其间的艰难程度难以为外界体会。因此，认知障碍患者的照料者要进行科学的压力评估和调适。

面对照料困境和压力，作为照料者的家人可以从以下五个方面缓解这种持续的隐形压力。

积极参加认知障碍培训

俗话说，知己知彼，百战不殆。了解认知障碍，认识疾病的发展过程，掌握认知障碍患者的照料技巧，有助于增强照护信心、减缓照护压力。了解失能失智老年人可能出现的各种问题（自理能力、情绪、疾病征兆、异常行为等），学会识别、理解和接受这些问题，从而做好身心准备。掌握正确的照护技能和技巧，善于识别问题的诱因，采取合适的措施，利用团队的力量和支援解决棘手的照护问题，降低照护的困难和挫败感。照料者可以通过网络培训课程（如中国老年保健协会阿尔茨海默分会病，网址 https://www.adc.org.cn/index.php/index.html）、微信公众号（如上海尽美长者服务中心、北大六院记忆中心、上海市精神卫生中心）、哔哩哔哩 App 等学习认知障碍照护相关技能，包括认知障碍家庭内部硬件改造课程等。

制订长期照护计划

在参加认知障碍相关培训，了解疾病的发展规律后，可尽早与家人开始讨论，以便患者也能参与决策过程。共同商定在家庭还是机构进行长期护理、何时改变护理方式、医疗选择，甚至安葬方式。讨论关于法律与财务的问题，提早面对，更好地尊重患者的意愿，并帮助被照料者接受现实。主要照料者应为自己的意外情况制订计划，与亲友商定备选的照护方式及照料者，并为下一位照料者留下必要信息，包括患者的疾病和治疗情况、生活中需要的协助、喜欢和厌恶的事物、存在的行为问题及如何帮助其平静下来。

寻求必要的社会支持

社会支持是人在社会活动中获得的资源支持和情绪支持及对所有支持接受程度的总和，对维持个体的心理健康具有重要意义，高水平的社会支持可提高或改善认知水平。您可以通过向家人、亲戚、朋友、同事、社工、医护等人寻求社会支持。

（1）参加家属互助会：家属互助会是由广大失智老年人家属共同参与的社会团体，通过举办家属沙龙和线上交流让家属们能够互帮互助，倾诉并缓解长期的照护压力，同时还能通过不断交流学习来掌握更好的失智照护方法。

（2）定期召开家庭会议：长时间的照护会使主要照料者感到疲惫和孤独，当被照料者不能表达感激和肯定时，更易出现焦虑、抑郁等情绪。因此，可定期召开家庭会议，将患者的照护情况分享给其他家人，让家庭了解主要照料者的处境和付出，经常与家人、朋友谈谈，以得到认可和鼓励，从而缓解照护压力。

（3）主动寻求喘息服务："喘息服务"不同于以往简单的老年人护理，它坚持"养老不仅要关注老年人也要关注老年人的照顾者"这一服务理念，通过政府、社会力量的共同参与，为长期在家护理老年人的家属们提供相应服务，让身心疲惫的照料者拥有"喘息"的机会：获得由自己分配的时间。照料者可根据自身的需求，选择社区模式或居家模式。社区模式指的是如果照料者有事情或需要休息，就可以将老年人送到社区内的日间照料中心（托老所），由专门的护理人员照料。居家模式则是指社工的定期上门服务（长护险评估），打扫卫生和陪伴老年人，为老年人提供沐浴、按摩、聊天等日常照料服务。

保护自己的照护能力

尽量维持健康的睡眠、饮食和运动习惯，培养自己的爱好，不要因为花时间做自己的事而内疚，暂时休息与远离，对照料者和被照料者都是好事。

体验反哺的愉悦

"家有一老，如有一宝"，当子女作为照料者照料认知障碍的父母时，可以与父母一同回忆儿时的乐事，把逐渐失去记忆的父母当作小孩来照顾，从照护中体验照料者的积极感受和正向体验，讨论共同的回忆也可以不断对认知障碍患者的大脑细胞进行刺激，从而延缓疾病的进展。

在认知障碍的跑道上，接受更大考验的是陪跑人照料者，希望照料者在照顾患者的同时别忘了关心自己。

（周路路）

了解你，识别你，改变你
——关注轻度认知障碍

43. 迷途知"返"，掌握防走失技巧

据《中国走失人口白皮书（2020）》显示，全国一年约有 50 万名老年人走失，因此，中国人口福利基金会将 5 月 9 日定为"5·9 无走失日"。患有认知障碍的老年人在记忆、理解、判断等方面都存在障碍，是需要重点关注的易走失人群。

相信大家在微信朋友圈都曾看到过老年人走失后的寻人启事。那么该如何防止老年人走失？老年人走失后如何才能快速寻回老年人？这些都是走失者家属甚至是整个社会都在关注的问题。下面介绍几个防走失的技巧。

佩戴防走失手环

目前最便捷的防走失方法就是为老年人佩戴一个可以记录老年人信息，同时也能作为视觉识别的手环，这类手环还有个浪漫的名字，叫"记忆手环"。一旦老年人走丢或发生危险，人们可以按照手环上的信息联系到老年人的家人。同时，当人们看到佩戴手环的老年人，也能够给予他们特别的关照和呵护，防止他们走失。有的记忆手环还印有一个专属的亲情二维码，当老年人佩戴手环外出遇到突发疾病、昏迷、走失等意外情况时，无论是老年人向路人主动求救，还是有爱心人士主动向老年人施以援手，此时只需用手机扫描手环上的二维码，系统后台便会立即将老年人当前所处的位置和状态发送到申请手环时预留的紧急联络人处，便于迅速找到老年人。在没人帮助的情况下，手环也会向家人发送老年人的位置坐标信息，帮助家人随时掌控老年人位置信息，快速寻找老年人。

制作身份卡片

在老年人的衣服口袋里放入制作的身份卡片，卡片上面记录个人信息、家人的联系方式及主要病症处理方法等内容。对于一些爱面子，或是认知功能减退后无意识走失的老年人，有的家属也想到了"妙招"，比如将身份卡片做成防水的材质缝制在老年人的衣物上，或者直接把老年人家人的联系方式绣在衣服上、用染料写在衣服上等，有的商家甚至专门设计了防走失衣物。

特制挂饰品

在老年人的挂饰品上刻上老年人的个人信息、家人的联系方式，如手链、挂坠等。相较于身份卡片，这类物品被认知障碍老年人丢弃的可能性会小一些，但是需要注意饰品的材质，以免老年人走失后引起不法分子的注意。

强化老年人的记忆

平时要经常教老年人记住家人的电话或工作单位，或教老年人记住户籍所在地的具体地址，或教老年人记住家周围的标志性建筑，如大商场、市场、学校、公园或小区名称等。

给老年人配置一部手机

应该选择便宜的功能机。不要给老年人配昂贵的智能机，虽然智能机有导航定位功能，但要是遇上不怀好意者，很可能被窃取。在手机上贴一个求助信息的贴纸，在通讯录里存上家人的联系电话，手机的待机画面也可以设置为求助信息的图片。给手机配一个挂饰，平时挂在老年人脖子上。

了解你，识别你，改变你
——关注轻度认知障碍

请专人看护

无论是因为工作繁忙无法照顾老年人，还是怕老年人走失遇到危险，如果家庭条件允许的话还是请专人看护老年人。也可以送到专门照顾老年人、帮助老年人的服务中心，这样不但可以保障老年人的安全健康，还可以让他多和其他老年人相处，以打发和消遣时间。

每一个认知障碍老年人的背后都有一个故事，他们困在时间的长河里，渐渐地遗忘自己、遗忘过去，所有的常识、能力缓慢归零，某一天他不再记得你、不再拿起筷子自己吃饭、不再主动去厕所大小便、不再记得回家的路……当这些危及尊严，甚至生命的时刻，他开始恐慌而无助地凝望你时，你才发现，他竟然已经病得这么严重。

以记忆手环为例，这是爱与帮助的象征，是传递互助的信号，当你在路途中偶遇佩戴黄色手环的老年人，请注意他是否需要帮助，在他处于危险或茫然中时，请查看他的手环，联系他的家人，帮助他安全回家。

（黄武全　姚晴雯）

参考文献

［1］黄可心.轻度认知障碍的异质性分析与阿尔茨海默症病因的分子机制研究［D］.陕西：西安电子科技大学，2021.

［2］杨佳扬.2型糖尿病多基因风险分数预测遗忘型轻度认知障碍向阿尔茨海默病转化［D］.天津：天津医科大学，2020.

［3］中国老年医学学会，中国老年医学学会高血压分会，中国老年医学学会认知障碍分会，等.老年高血压合并认知障碍诊疗中国专家共识（2021版）［J］.中国心血管杂志，2021，26（2）：101–111.

［4］中华医学会糖尿病学分会.中国2型糖尿病防治指南（2020年版）［J］.中华糖尿病杂志，2021，13（4）：315–409.

［5］刘娟，丁清清，周白瑜，等.中国老年人肌少症诊疗专家共识（2021）［J］.中华老年医学杂志，2021，40（8）：943–952.

［6］中国痴呆与认知障碍诊治指南写作组，中国医师协会神经内科医师分会认知障碍疾病专业委员会.2018中国痴呆与认知障碍诊治指南（五）：轻度认知障碍的诊断与治疗［J］.中华医学杂志，2018，98（17）：1294–1301.

［7］黄秋敏，贾小芳，王柳森，等.膳食营养与阿尔茨海默病关系的研究进展［J］.营养学报，2019，41（1）：95–98，101.